Gefäßchirurgie

Herausgegeben von G. Frank

unter Mitarbeit von
K. Felten, B. Hofman, A. Nowicki
M. Richter, K. Sauermann, P. Werning

Anschrift des Autors:

Prof. Dr. med. Günter Frank
Chefarzt der Klinik für Herz-, Thorax- und Gefäßchirurgie
Städtisches Klinikum Braunschweig
Salzdahlumer Straße 90
38126 Braunschweig

Die Deutsche Bibliothek – CIP-Einheitsaufnahme
Gefässchirurgie / hrsg. von G. Frank. Unter Mitarb. von
K. Felten ... – Balingen: PERIMED-spitta, 1996
ISBN: 3-929587-42-4
NE: Frank, Günter [Hrsg.]; Felten, Konrad

ISBN: 3-929587-42-4

Satz: Werbeatelier Kranzbühler, Albstadt-Lautlingen
Druck und Verarbeitung: Laub GmbH + Co., Elztal-Dallau

Inhalt

Vorwort

Nach den Bänden „Herzchirurgie“ und „Postoperative Pflege“ kommt hier nun der Band über „Gefäßchirurgie“.

Meine Mitarbeiter und ich haben aus der Erfahrung unserer täglichen Arbeit einen Leitfaden für alle an der Gefäßchirurgie Interessierten zusammengestellt, von der Varizen- bis zur Aortenchirurgie, über Hilfe bei Notfällen bis zur Schilderung von Komplikationen und wie man sie vermeidet.

Unser Anliegen ist es, auch den Einfluß der interventionellen Methoden darzustellen und unsere Erfahrungen an alle weiterzugeben, die gefäßkranke Patienten behandeln und pflegen.

Mein Dank gilt allen, die an diesem Buch mitgearbeitet haben.

Braunschweig, im Herbst 1996 G. Frank

Geschichte der Gefäßchirurgie

M. Richter

Die Geschichte der Gefäßchirurgie wurde maßgeblich durch Experimente auf dem Gebiet der Gefäßnahttechnik sowie des dazu verwendeten Nahtmaterials, durch die Suche nach einem adäquaten Gefäßersatz und durch die Entwicklung gerinnungshemmender Medikamente bestimmt.

Gefäßchirurgische Aufzeichnungen reichen bis weit in das Mittelalter hinein. Interessant erscheinen hier die sechs Traktate des Würzburger Arztes *Orlof von Baierland* von 1280.

Wie *Keil* erläutert, wurde bei Wundärzten vorausgesetzt, traumatische Venenverletzungen Stoß auf Stoß aufeinander zu nähen. Dafür wurde ein besonderer Faden bereitgehalten.

„Wird ein grosze ader an dem hals verhawen, daz man dem plut nit geweren mag, so nym ein nadelen mit eynem vaden vnd stich unter die aderen vnd verstricke sy mit dem vadem, das daz plut nit herclar mit werck dar vber vnd laz es ligen vncz an den dritten tag. Dar nach heyle sy als ein andere wunden.“

Wegbereiter und Begründer der experimentellen Gefäßchirurgie sind die beiden Franzosen *René Leriche* (1879–1955) und *Alexis Carrel* (1873–1944). Insbesondere *Carrel* beschäftigte sich mit der Versorgung verletzter Gefäße und der Technik von Anastomosen. Das Interesse an der Versorgung verletzter Gefäße wurde durch ein Attentat hervorgerufen: 1894 verübte ein Italiener ein Attentat auf den Präsidenten der Französischen Republik. Der Präsident erlag der Verletzung der Vena porta, da keine operative Versorgung möglich war. *Carrel* begann mit seinen umfangreichen Experimenten, wofür ihm 1912 der Nobelpreis verliehen wurde.

Auch nach über 80 Jahren hat ein Zitat aus *Carrels* Arbeit weiterhin Gültigkeit:

„Die Blutgefäße müssen mit äußerster Vorsicht angefaßt werden und das Endothel muß vor dem Austrocknen durch Befeuchten mit isotonischer Kochsalzlösung bewahrt werden. Das Nahtmaterial muß geölt und geglättet sein, und die Verwendung von gefährlich scharfen Pinzetten ist zu vermeiden. Man sollte große Vorsicht walten lassen, um ein exaktes und gleichmäßiges Aneinanderlegen des Gefäßendothels unter Vermeidung von Einstülpungen zu erzielen. Genäht wird mit sehr feinen Nadeln unter leichtem Zug an der Gefäßwand. Wenn eine Stenose oder ein Verschluß auftritt, so ist dies das Resultat einer fehlerhaften Technik.“

Zur Entwicklung des Gefäßersatzes gab es erste Veröffentlichungen über die Anwendung autologer Venentransplantate von *Lexer* 1907. Ab da begann eine schnelle Entwicklung, so daß bereits 1917 über 51 Patienten mit Venentransplantaten berichtet wurde.

Die ersten Untersuchungen zur Anwendung alloplastischen Materials zum Gefäßersatz unternahm ebenfalls *Carrel*. Allerdings konnte er auf diesem Gebiet keinen Erfolg verzeichnen. Die von ihm verwendeten Röhren, hauptsächlich aus Glas, waren bald wieder verschlossen.

Den entscheidenden Durchbruch brachte 1952 eine Veröffentlichung von *Blakmore* über die Verwendung von Vinyon-N-Röhrchen. Durch umfangreiche Tierexperimente konnte er nachweisen, daß bei Verwendung dieses Materials ein künstlicher Gefäßersatz gefunden war. Damit war der Weg zur Weiterentwicklung auf dem Gebiet des Gefäßersatzes geebnet. Er führt bis in die heutige Zeit, in der Gefäßprothesen in vielen Varianten zur Implantation zur Verfügung stehen.

Trotz der rasanten Weiterentwicklung auf dem Gebiet des künstlichen Gefäßersatzes war das Interesse vieler Gefäßchirurgen auf den Gefäßersatz durch körpereigene Gefäße gerichtet. Pionier in der Entwicklung der Verwendung einer körpereigener Vene als Ersatz für eine verschlossene Arterie war *Kunlin*. Er führte 1948 die erste erfolgreiche Operation unter Verwendung einer Vene durch.

Die Chirurgie der Arteria carotis interna

G. Frank

Die zerebrovaskulären Erkrankungen stellen nach der koronaren Herzkrankheit und den Malignomen mit 15% die dritthäufigste Todesursache dar. Das bedeutet auf die BRD bezogen 20 000 bis 30 000 carotisstenosenbedingte Todesfälle pro Jahr. Somit haben etwa ein Viertel aller Insulte ihre Ursache in Blockaden der extrakraniellen Arterienabschnitte, wobei der größte Teil auf die Carotisgabeln entfällt. Diesem Gefäßabschnitt gilt deshalb unser gefäßchirurgisches Hauptinteresse zur Sicherstellung einer ausreichenden Blutzufuhr zum Gehirn. Unumstritten ist die operative Strombahnwiederherstellung jedoch nicht, da auch bei optimal durchgeführten Eingriffen eine Operationssterblichkeit und eine postoperative Morbidität registriert werden müssen, andererseits der Verlauf und die Sterblichkeit bei konservativer Therapie nicht oder nur unwesentlich schlechter sind. Geht man davon aus, daß zumindest an größeren gefäßchirurgischen Zentren die diagnostischen Verfahren sowie Operationstechniken ausgereift und in etwa gleich gut sind, so ist unserer Meinung nach die Indikationsstellung zur strombahnwiederherstellenden Operation von ausschlaggebender Bedeutung zur Erzielung noch besserer Langzeitergebnisse.

Indikation

Eine eindeutige Indikation für oder gegen die Operation wäre idealerweise dann zu stellen, wenn wir über eine – möglichst nicht invasive – Untersuchungsmethode verfügen würden, die sichere prognostische Parameter und Kriterien liefern könnte, insbesondere für das Stadium I, d.h. nachgewiesene Stenose ohne klinische Beschwerden. Diese existiert jedoch leider nicht. Eine der Ursachen für die noch unvollständigen diagnostischen Möglichkeiten liegt in der Komplexität der Kollateralversorgung der vier großen arteriellen Zuflußbahnen zum Gehirn über den Circulus Willisii einerseits und der Anpassungsfähigkeit des Gehirns durch seine Autoregulationsfähigkeit (neutral, metabolisch über CO_2 und pH-Wert) andererseits. Verschlußprozesse in einer oder mehreren extrakraniellen Arterien können somit unbemerkt bleiben oder ohne Ausbildung neurologischer Defizite toleriert werden. Deshalb ist der Nachweis einer hochgradigen Stenose oder eines Verschlusses der Gehirngefäße nicht automatisch und per se eine Operationsindikation.

Daraus ergibt sich auch die klinisch häufig zu beobachtende Diskrepanz zwischen neurologischer Symptomatik und angiographischem Befund: Es können die Symptome der Insuffizienz vom Carotistyp mit denen vom vertebro-basilären Typ vermischt sein, siehe Tab. 1.

Vertebro-basiläre Insuffizienz	*Insuffizienz vom Carotistyp*
beidseitige Sehstörungen	einseitige Sehstörung
(homonyme Hemianopsie)	(Vorhangsphänomen)
Schwindel	Absencen
drop attacks	Aphasie
	Hemiplegie

Tab. 1 Insuffizienz beim Carotis- und vertebro-basilären Typ

Als weitgehend unumstritten gilt heute die Indikationsstellung zur operativen Gefäßkorrektur unabhängig vom Stadium der Erkrankung bei:

1. Aneurysmen im extrakraniellen Abschnitt der Arteria carotis
2. Lageanomalien vom Typ III (winklige Knickbildung = Kinking mit Lumeneinengung über 50%)

Nicht operationsbedürftig sind dagegen Lageanomalien wie:
Typ I (C- oder S-förmige Schlängelung „Carotiselongation“)
Typ II (sigmoide Schlingenbildung = Coiling)

Ebensowenig müssen spontane Carotisdissektionen, die rund 5% aller ischämischen Insulte bei jüngeren Menschen verursachen, operiert werden. Bei über 80% der Fälle bringt hier die konservative Therapie gute Ergebnisse. Anerkannte Grundlagen der Indikationsstellung ist die Stadieneinteilung nach dem Schweregrad des klinischen Bildes.

Stadium I

Die Entscheidung für oder gegen einen operativen Eingriff in diesem symptomlosen Stadium liefert heute am meisten Zündstoff in der Diskussion über die optimale Therapie. *Vollmar* empfahl 1983 die Operation einer asymptomatischen Carotisstenose bei mehr als 50%iger Einengung des Lumens und/oder bei einem Verschluß bzw. einer signifikanten Stenose auf der Gegenseite. Heute gilt als ausschlaggebendes Kriterium für die chirurgische Therapie einer asymptomatischen Carotisstenose:

1. Hämodynamisch kritische (über 75%) Stenosen mit eingeschränkter Autoregulationsreserve, wobei nach *Raithel* asymptomatische filiforme Carotisstenosen bei sogenannter Pseudookklusion sogar notfallmäßig zu versorgen sind.
2. Schnell progrediente Stenose (Zeitraum < drei Monate).
3. Exulzerierende Stenose mit großem Embolierisiko (B-Scan, Duplex).
4. Der Nachweis von „stummen“ Infarkten im CT, wobei es sich strenggenommen dann nicht mehr um ein Stadium I handelt.
5. Bei voraussehbarer Gefahr eines Blutdruckabfalls im Verlauf anderer größerer Eingriffe (z.B. Herzoperationen mit Herz-Lungen-Maschine, Bauchaortenaneurysmen u.a.).

Voraussetzungen sind jedoch auf jeden Fall der sichere Ausschluß fortgeschrittener konsumierender Begleiterkrankungen und ein erfahrenes Operationsteam.

Stadium II

Die Indikation zum Gefäßeingriff bei Patienten mit transitorisch-ischämischen Attacken (TIA), die innerhalb von 24 Stunden vollständig abklingen, ist eindeutig. Es handelt sich hierbei um unmittelbar von einem Insult bedrohte Patienten. Es gilt, sowohl hämodynamisch wirksame Stenosen (> 75%) als auch Embolusstreuherde (ulzerierte Plaque) zu beseitigen.

Stadium III

Hier ist der gefäßrekonstruierende Eingriff nur beim sogenannten chirurgischen Schlaganfall indiziert, d.h., wenn infolge einer Carotisinsuffizienz plötzlich eine inkomplette Lähmung bei fehlender Bewußtlosigkeit aufgetreten ist und der Beginn nicht länger als sechs Stunden zurückliegt. Wird diese Zeitgrenze überschritten, so besteht die Gefahr des postoperativen reaktiven Gehirnödems oder einer Massenblutung.

Stadium IV

Bei manifesten neurologischen Defiziten kann durch eine Carotisstrombahnrekonstruktion auf der Infarktseite keine Besserung erzielt werden. Wohl aber kann durch die Beseitigung von Stenosen oder Verschlüssen in den übrigen gehirnzuführenden Gefäßabschnitten eine bessere Kollateralblutversorgung und somit eine Rezidivprophylaxe erreicht werden.

Die Indikationsstellung zur Carotisstenosenoperation ist eng mit der angiologischen Diagnostik verknüpft, deren Ziel es sein muß, vor allem im Stadium I die asymptomatischen Stenosen zu erkennen, ihre Progredienz und die unmittelbare Schlaganfallgefährdung des einzelnen Patienten zu bestimmen. Anamnese, Fragen nach typischer Symptomatik und Auskultation der Carotiden gehören zum Screening, das von jedem Arzt durchgeführt werden kann. Die Progredienz einer Carotisstenose ist nach Meinung Ulmer Neurologen *(Kleiser)* mit der Duplex-Sonographie ausreichend zu erfassen, auch die prognostisch ungünstige Ulzeration oder intramurale Plaqueeinblutungen. Wird ein Embolusstreuherd vermutet, so lassen sich im Schädel-Computer-Tomogramm nicht selten ischämische Gehirnläsionen nachweisen.

Eine weitere Hilfe kann die Berechnung der zerebrovaskulären Reservekapazität sein, bei der die Dilatationsfähigkeit der zerebralen Widerstandsgefäße geprüft wird. Die entsprechenden Messungen können nuklearmedizinisch (SPECT-Untersuchung mit Diamox) oder mit Hilfe der transcraniellen Dopplersonographie nach CO_2-Stimulation durchgeführt werden.

Die Indikation zum Simultaneingriff an der Carotis ist bei zerebralen asymptomatischen Patienten nur dann gegeben, wenn die Gefahr einer Komplikation hoch einzuschätzen ist. Dies ist zum Beispiel bei Eingriffen an der Aorta und gleichzeitigem Bestehen von hochgradigen uni- oder bilateralen über 75%igen Stenosen in einer oder beiden Carotiden der Fall. Berücksichtigt werden muß jedoch, daß hierbei die Morbiditäts- und Letalitätsrisiken deutlich über denen der elektiven Carotisoperation liegen.

Ähnliches gilt bei Herzoperationen mit extrakorporaler Zirkulation. Bei Simultanoperationen liegt hier die Letalität mit 3% deutlich über der alleinigen Herzoperation mit 2% und der elektiven Carotisoperation mit 1%. *Schlosser* gibt dazu weitere Indikationsrichtlinien:

- bei koronarer Herzkrankheit und asymptomatischer Carotisstenose zweizeitig, erst koronare Bypassoperation,
- bei koronarer Herzkrankheit und symptomatischer Carotisstenose zweizeitig, erst Carotisoperation,
- bei *instabiler* Angina pectoris und transitorisch ischämischen Attacken Simultanoperation.

Bisher war man der Meinung, daß die Operation unter extrakorporaler Zirkulation ein Absinken des arteriellen Mitteldrucks und auch eine Verminderung des Gehirn-Perfusionsdrucks bei Vorliegen höhergradiger Carotisstenosen zur Folge hätte. Die Untersuchungsergebnisse von *Schlosser* mit transkraniellem Doppler konnten ein solches Perfusionsdefizit nicht bestätigen. Vielmehr war während der gesamten Operation mit EKZ, Hypothermie und Hämodilution sowie Antikoagulation eher eine leichte Flußzunahme nachzuweisen. Danach dürften die überwiegende Zahl an neurologischen Störungen nach Herzoperationen auf Verschleppung von Partikeln aus der Herz-Lungen-Maschine oder dem Herzen selbst beruhen und nicht mit der Carotiserkrankung in Zusammenhang stehen.

Operationstechnik und Narkose

Die Standard-Operationsmethode ist die offene Thrombendarteriektomie der Carotisbifurkation mit oder ohne erweiternde Patch-Plastik mit oder ohne Verwendung eines intraluminalen Shunts.

Die Verwendung eines temporären intraluminalen Shunts zur Vermeidung intraoperativ auftretender Ischämien ist immer wieder umstritten, viele Autoren bezweifeln seinen Nutzen. Wir selbst bedienen uns seiner immer, obligat aber bei länger dauernden Rekonstruktionen, bei Operationen im Stadium III oder IV, insbesondere bei Verschlüssen oder hochgradigen Stenosen auf der kontralateralen Seite.

Die Narkoseführung bei operativen Eingriffen an der Arteria carotis erfordert Sorgfalt und entsprechende Erfahrung des Anästhesisten. Aufgrund der Multimorbidität dieses Krankengutes ist das perioperative und Anästhesierisiko erhöht. Im allgemeinen wird die Operation in Allgemeinanästhesie bevorzugt. Die Allgemeinanästhesie garantiert ein ruhiges Operationsfeld, führt zu Bewußtseinsausschaltung, Schmerzfreiheit, vegetativer Dämpfung und Muskelerschlaffung. Grundsätzlich kann die Operation auch in lokaler Infiltrationsanästhesie oder in zervikaler Plexusblockade beim wachen Patienten durchgeführt werden. Der Vorteil dieser Anästhesieverfahren liegt darin, daß der Patient jederzeit neurologisch beurteilt werden kann und eine zerebrale Ischämie bei Abklemmung der Arteria carotis sofort erkannt wird (siehe Kapitel Anästhesie, S. 130 ff.).

In der postoperativen Phase wird der Patient für mindestens acht Stunden intensivmedizinisch, mit kontinuierlicher EKG-Überwachung (Ableitung II und V_5) und blutiger Druckmessung (Arteria radialis) überwacht. Ebenso obligat ist die endexspiratorische CO_2-Messung und die Durchführung von Blutgasanalysen.

Umstritten ist bis heute die perioperative Überwachung der Hirndurchblutung bzw. -funktion. Hierzu gibt es folgende Ansätze:

- Überwachung des klinischen Befundes bei Operationen in Lokalanästhesie
- Messung der O_2-Sättigung im Jugularvenenblut
- Messung des transkonjunktivalen Sauerstoffpartialdruckes
- Messung der Hirndurchblutung (^{133}Xenon)
- Stumpfdruckmessung
- EEG-Ableitung
- Ableitung von evozierten Potentialen.

Keine dieser Methoden hat sich allgemein durchsetzen können. Es fehlt außerdem der Nachweis, daß durch diese Überwachungsverfahren die neurologische Komplikationsrate gesenkt werden kann und damit die Ergebnisse der Carotischirurgie zu verbessern sind. Bevorzugt werden EEG oder evozierte Potentiale zur Ischämie-Überwachung eingesetzt.

Genauso zahlreich wie die Vorschläge zum Neuromonitoring waren die Vorschläge zur sogenannten „Zerebroprotektion“. Geblieben ist von all diesen Vorschlägen die gute chirurgische Technik, die schonende Anästhesie und die Verwendung des intraluminalen Shunts.

Komplikationen und Ergebnisse

Die Operationsletalität der Carotis-interna-Rekonstruktion liegt zwischen 0,5 und 3,5%. Die Angaben der einzelnen Autoren differieren vor allem in der unterschiedlichen Indikationsstellung, weniger im operativen Vorgehen. Als Todesursachen führen bei weitem der Herzinfarkt und die kardiopulmonalen Komplikationen, der Hirntod steht mit 13,4% eher im Hintergrund.

Die häufigste Komplikation nach operativer Carotisrekonstruktion ist das bleibende und vorübergehende neurologische Defizit: Nach Operationen im Stadium I und vor allem II werden permanente neurologische Ausfälle in 0,2 bis 3%, passagere in 0,6 bis 3,4% beschrieben. Als mögliche Ursache kommt zunächst eine vom Gehirn nicht tolerierte intraoperative Blutstromunterbrechung in Frage, insbesondere bei doppelseitigen Carotisprozessen.

Häufiger dagegen sind Embolien atheromatösen Materials oder Blutgerinnsel aus ulzerösen Plaques, die sich bei der Präparation und beim Manipulieren an der Carotisbifurkation lösen können. Die gleiche Gefahr besteht bei der Einführung eines intraluminalen Shunts.

Sofort nach der Operation auftretende schwere neurologische Defizite sollten an einen Frühverschluß denken lassen und erfordern eine alsbaldige operative Revision. Solche Frühverschlüsse sind in der überwiegenden Anzahl der Fälle durch chirurgische Fehler bedingt: Belassene oder nicht bemerkte Intimastufen und -lefzen, Intimaablösungen in der Carotis interna kranialwärts durch Shunt oder Fogarty-Katheter, nahtbedingte Einengungen höheren Grades, Venenflicken mit Klappen in Gegenstromrichtung, durch Klemmen hervorgerufene Gefäßwandquetschungen und andere lokale Schädigungen können zur Re-Thrombosierung führen. Aber auch z.B. Hyperkoagulopathien und Polycythaemie können bei sonst einwandfreien Operationsverhältnissen zu Re-Verschlüssen Anlaß geben. Die Häufigkeit liegt bei 2 bis 3%, wobei die Hälfte asymptomatisch bleiben.

Als Folge gestörter Autoregulation beobachtet man nach Carotiseingriffen in etwa einem Drittel der Fälle Blutdruckschwankungen mit exzessiven Hypertoniekrisen, die die Gefahr des Herzinfarktes, aber auch der intrazerebralen Massenblutung in sich bergen: Der plötzliche Druckanstieg in der Gehirnstrombahn kann nach *Vollmar* in einem ischämisch vorgeschädigtem Hirnbezirk eine Rhexisblutung hervorrufen, vor allem nach Operationen im Stadium III jenseits der Sechs-Stunden-Grenze. Sie kommt in etwa 0,5% der Fälle vor und endet meist letal. Vorsicht ist bei der Anwendung der Antikoagulantien geboten.

Die Entwicklung eines postoperativen Hirnödems, das sich nach 24 bis 48 Stunden durch zunehmende Somnolenz bis hin zur Bewußtlosigkeit und durch zentrale Krämpfe zu erkennen gibt, ist nicht ganz selten. Bei entsprechender entwässernder Therapie und Blutdruckeinstellung sind diese Ödeme reversibel.

Das Operationsgebiet selbst betreffende Komplikationen sind zum einen periphere Nervenschädigungen, in etwa 5 bis 17%. Durch Hakendruck, Koagulation oder Schnitt ist in erster Linie der Ramus marginalis nervi facialis gefährdet. Folgenschwerer ist die Läsion des Nervus hypoglossus, die bei hoch liegender Carotisbifurkation oder bei notwendig werdender ausgiebiger Freipräparation der peripheren Carotis interna leicht auftreten kann. Selten ist unserer Erfahrung nach eine Verletzung des nahe der Carotis communis gelegenen Hauptstammes des Nervus vagus mit nachfolgender Rekurrensparese. Nach übereinstimmender Meinung bilden sich Halsnervenläsionen in drei Viertel der Fälle komplett zurück.

Chirurgische Blutungskomplikationen können gefährliche Schwellungen im operierten Halsbereich verursachen, besonders bei hohem Blutdruck oder Restwirkung von Aggregationshemmern. Die Ursachen reichen von Stichkanalblutungen über Nahtausrisse bis hin zu undichten Prothesen. Auch Einrisse in Venenpatches selbst sind beschrieben worden.

Wundinfektionen unterschiedlichen Ausmaßes sind in 0,2 bis 3% zu beobachten. Gefährlich sind sie vor allem dann, wenn zur Rekonstruktion Fremdmaterial (Dacron) verwendet wurde. Folgen können schwere Blutung, Ausbildung von Aneurysmen spurium oder seltener septische Thrombose und Septikämie sein.

Spätverschlüsse haben eine Häufigkeit von 1 bis 3%. Die fibroplastische Reaktion der endarteriektomierten Gefäßwand kann bereits nach etwa einem Jahr Lumeneinengungen verursachen (Spätrezidiv); erneute areriosklerotische Plaquebildungen setzten nach durchschnittlich fünf bis sechs Jahren ein.

Die lege artis durchgeführte Operation als chirurgische Schlaganfallprophylaxe ermöglicht heute trotz der Komplikationsmöglichkeiten eine Verlängerung des Lebens und eine Verbesserung der Lebensqualität. Stellvertretend für viele andere Autoren soll *Moore* zitiert werden: Er fand 83% Überlebensrate nach prophylaktischer Carotiswiederherstellung gegenüber 67% nach konservativer Therapie innerhalb von 42 Monaten. Unser Ziel muß sein, die Letalität auf höchstens 1% und das Auftreten neurologischer Defizite auf 2 bis 3% zu senken, wie dies heute bereits von einigen Zentren beschrieben wird.

Aortenchirurgie

K. Felten

Anatomie

Die Aorta ist das große arterielle Versorgungsgefäß des Körpers. Sie zieht vom oberen Mediastinum bis zum unteren Lendenwirbelkörper. Ihre durchschnittliche Weite beträgt 15 bis 25 mm. Wegen ihres elastischen Wandaufbaus übt sie eine sogenannte Windkesselfunktion im Bereich des oberen Körperkreislaufs aus. Die systolisch gedehnte Aortenwand zieht sich während der Diastole wieder zusammen und hält somit die Strömung des Blutes in den peripheren Gefäßen aufrecht. Ihre Wandstruktur unterscheidet sich durch das elastische Gerüst von den peripheren Arterien des muskulären Typs.

Die Aorta wird in fünf große Abschnitte gegliedert:

1. Aorta ascendens

Sie verläuft von der Aortenkappe auf der rechten Seite der Wirbelsäule nach kranial bis zum Abgang des Truncus arteriosus. Oberhalb der Aortenklappe entspringen aus den Sinus aortae die rechte und die linke Koronararterie.

2. Arcus aortae

Der Aortenbogen überquert die Wirbelsäule und gibt folgende supraaortalen Äste ab: Truncus brachiocephalicus, welcher sich aufteilt in die Arteria carotis communis dexter und Arteria subclavia dexter, Arteria carotis communis sinister und Arteria subclavia sinister.

3. Aorta thoracica descendens

Ab der linken Arteria subclavia verläuft sie links neben der Wirbelsäule im hinteren Mediastinum nach kaudal. Aus ihr entspringen kleine Viszeralgefäße für die Bronchien, Ösophagus, Perikard, Mediastinum und Zwerchfell sowie die paarig angelegten Interkostalarterien.

Aorta abdominalis

Sie wird in zwei Segmente unterteilt.

4. Suprarenale Arteria

Der obere Anteil der abdominellen Aorta reicht vom Zwerchfell bis zu den Nierenarterien. Aus ihr gehen neben den beiden Nierenarterien noch zwei große Viszeralgefäße ab: Truncus coeliacus, welcher sich aufteilt in die Arteria hepatica communis, Arteria gastrica sinistra und Arteria lienalis, Arteria mesenterica superior und Arteria renalis dexter und sinister.

5. Infrarenale Arteria

Sie endet in Höhe des vierten Lendenwirbelkörpers durch Verzweigung in die paarigen Arteriae iliacae communes. Kleinere Lumbalarterien befinden sich dorsal und in der Aortenbifurkation zieht die Arteria sacralis media in Richtung Kreuzbein. Als großes Viszeralgefäß entspringt in ihrer Mitte ventralseitig die Arteria mesenterica inferior.

Die Gefäßwand der Aorta besteht aus drei Schichten:

Intima

Sie kleidet als innerste Schicht mit ihrem Endothel die Aorta aus. Diese ganz flachen in Längsrichtung angeordneten Zellen werden von dem subendothelialen Bindegewebe gehalten. Die Tunica elastica interna bildet die Grenzschicht zwischen Intima und Media.

Media

Als stärkste Schicht enthält sie zahlreiche elastische Lamellen in konzentrischer Anordnung mit dazwischenliegenden glatten Muskelzellen. Ihre äußere Begrenzung ist die Tunica elastica externa.

Adventitia

Sie besteht aus kollagenen und elastischen Fasernetzen, die das Blutgefäß in seine Umgebung einbauen.

Aortendissektion

Pathogenese

Bei der Aortendissektion liegt eine intramurale Spaltbildung meist im Bereich der Media vor. Ausschlaggebend für die Aortendissektion sind fortgeschrittene degenerative Veränderungen im Bereich der Media. Für deren Manifestation scheint die arterielle Hypertension ein wichtiger pathogenetischer Faktor zu sein. Bei fortgeschrittener Arteriosklerose der Aorta besteht eine beträchtliche Atrophie der glatten Muskelzellen der Media, wobei das innere und subintimale Drittel der Media am stärksten betroffen ist. Dies geht parallel mit einer arteriosklerotischen Intimasklerose einher, wobei unter größeren Athermobetten oft ausgedehnte fleckförmige Defekte glatter Muskelzellen zu sehen sind. Aus dieser Atrophie resultiert eine verminderte Kontraktilität der Gefäßwand. Häufig sind vermehrt kollagene Fasern als sogenannte Narbenfasern nachzuweisen, welche jedoch nicht geeignet sind, einer jahrzehntelangen Druckbelastung standzuhalten. Die Aortenwand weitet sich.

Da in den innersten Mediaschichten auf Grund der fortschreitenden Intimasklerose eine deutliche Ischämie nachweisbar ist, dringen Vasa vasorum von außen in die atheromatösen Plaques ein. So können dann intramurale Hämatome entstehen, die über einer Ruptur der sie bedeckenden Intimaschichten Ausgangsort für eine nachfolgende Ruptur darstellen können. Als Hauptverursacher solcher akuten Dissektionen wird die Medianecrosis aortae idiopathica *(Erdheim)* angesehen, die gehäuft beim Marfan-Syndrom und beim Ehlers-Danlos-Syndrom zu finden ist.

Der Intimariß stellt das sogenannte Entry dar, von wo aus die Spaltbildung in der Aortenwand antero – selten auch retrograd ihren Ausgang nimmt. In der Aorta ascendens kommt es zum Perikarderguß und durch Weitung des Aortenringes zu einer akuten Aortenklappeninsuffizienz. Das weitere Fortschreiten der Dissektion kann dann in einer kompletten Gefäßwandruptur enden, oder es bildet sich ein vollständiger Falschkanal aus mit einem zweiten peripheren Intimaeinriß zum wahren Gefäßlumen hin (Reentry). Daraus kann sich sekundär ein Aorteneurysma entwickeln. Kommt es zur Entstehung eines größeren falschen Kanals, ohne Reentry kann es zum Verschluß des wahren Gefäßlumens kommen.

Am häufigsten ist die Aortendissektion im Bereich der Aorta ascendens zu sehen (65%). Im Aortenbogen beträgt die Häufigkeit 15% und im Bereich der Aorta descendens 20%, wobei das Auftreten einer Dissektion in der Aorta abdominalis selten ist.

Innerhalb der ersten zwei Wochen nach dem Auftreten einer Dissektion sprechen wir von einer akuten Dissektion. Eine chronische Dissektion liegt vor, wenn das Ereignis länger als zwei Monate zurück liegt. Der Zeitraum dazwischen wird als subakute Dissektion beschrieben.

Die Aortendissektionen wurden früher nach *DeBakey* in Typ 1 bis 3 eingeteilt. Heute ist nur noch die Einteilung nach der Standford-Klassifikation in einen Typ A und B gebräuchlich, da diese Einteilung für die chirurgische Therapie entscheidend ist:

Typ A: Entry in der Aorta ascendens oder im Aortenbogen (siehe Abb. 1)
Typ B: Entry distal der linken Arteria subclavia (siehe Abb. 2)

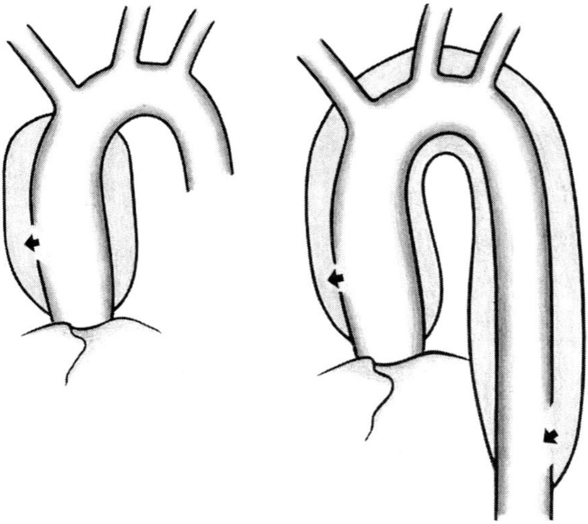

Abb. 1 Typ-A-Dissektion

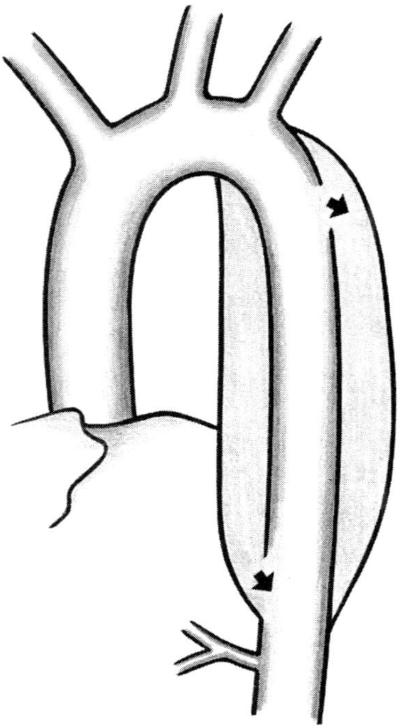

Abb. 2 Typ-B-Dissektion

Klinik

Initial verspüren die Patienten im Moment der Dissektion einen akut auftretenden retrosternalen oder thorakalen Schmerz. Im weiteren Verlauf treten dann die Folgen der Dissektion in den Vordergrund: Zeichen der Aortenklappeninsuffizienz, Hemiplegie, Paraplegie, Leber-, Pankreas- und Niereninsuffizienz, akutes Abdomen, periphere Ischämie, Volumenmangelschock. Auffallend ist, im Gegensatz zum akuten Verschluß, die nach kaudal absteigende Symptomatik. Differentialdiagnostisch muß immer ein Herzinfarkt ausgeschlossen werden.

Diagnostik

Die akut aufgetretene Aortenklappeninsuffizienz kann als Diastolikum über der Herzspitze auskultiert werden. Auf der Röntgenaufnahme des Thorax erkennt man ein verbreitertes Mediastinum und einen vergrößerten Aortenbogen. Bei der transthorakalen Echokardiographie läßt sich der Perikarderguß und die Aorteninsuffizienz beurteilen. Die Dissektionsmembran in der thorakalen Aorta stellt sich am besten durch eine Ösophagus-Echokardiographie (TEE) dar. Im Angio-CT sieht man den Falschkanal und die Intimaruptur, die sich auch in der Angiographie darstellen läßt. Zum Auschluß einer koronaren Herzkrankheit sollte wenn möglich eine Koronarangiographie angefertigt werden.

OP-Indikation

Eine Typ-A-Dissektion muß im akuten Zustand immer operiert werden. Wegen der Perikardtamponade und der akuten Aortenklappeninsuffizienz beträgt die Letalität im spontanen Krankheitsverlauf über 90% im Vergleich zu einer OP-Letalität von 30%.

Eine Typ-B-Dissektion wird im akuten Zustand nicht operiert, sondern konservativ therapiert.
Unter der medikamentösen Therapie (Blutdruckregulierung) beträgt die Letalität nur 20 bis 30%. Die Operationsletalität liegt deutlich höher (über 50%).

Operative Technik

Typ-A-Dissektion

In Rückenlage wird median sternotomiert. Die arterielle Kanülierung erfolgt über eine Arteria femoralis und die venöse Kanülierung über den rechten Vorhof mit einem sogenannten Two-stage-Katheter. Die Kardioplegie kann retrograd über den Sinus coronarius oder antegrad über die Koronarostien gegeben werden. Nach der Exzision der Aortenklappe werden die dissezierten Wandanteile durch Klebung mit Formol-Resorcinol oder Matratzennähte über Teflonfilzstreifen wieder vereint, um ein adäquates Nahtwiderlager zu schaffen. Dann wird die Aortenklappenprothese in Form eines Conduit (Aortenklappenprothese mit Dacrongefäßersatz) eingenäht. Erst wird das linke, dann das rechte Koronarostium mit einem 4 x 0 Polypropylene-Faden in die primär dichte Dacronprothese implantiert. Entweder muß eine primär dichte, mit Gelatine beschichtete Dacronprothese genommen werden, oder eine gewebte Dacronprothese kann mit Fibrinkleber abgedichtet werden. Durch erneute Gabe von Kardioplegie über das Conduit wird die Dichtigkeit der Anastomosen getestet. Die distale Anastomose erfolgt an der Aorta ascendens, deren dissezierte Wandanteile zuvor mit Resorcinol-Kleber vereinigt wurden, mit einem 3 x 0 Polypropylene-Faden. Die einzelnen Aortenwandschichten können auch statt Klebung über Teflonfilze in der sogenannten Sandwich-Technik miteinander vernäht werden. Zuletzt wird nach sorgfältiger Entlüftung und Freigabe des Blutstroms die Prothese zur vollständigen Abdichtung mit der aneurysmatisch erweiterten Aortenwand eingeschlossen (Graft-inclusion).

Typ-A-Dissektion des Aortenbogens

Wenn der Intimaeinriß (Entry) sich nicht auf die Aorta ascendens beschränkt, sondern sich bis in den Aortenbogen hinein fortsetzt, ist ein zusätzlicher Bogenersatz notwendig. Dieser Gefäßersatz ist nur möglich unter vollständigem Kreislaufstillstand und tiefer Hypotermie. Hierbei erfolgt der Zugang ebenfalls über mediane Sternotomie in Rückenlage. Kanüliert werden eine Arteria femoralis und beide Hohlvenen. Gleichzeitig wird mindestens eine hirnversorgende Arterie selektiv perfundiert. Bereits während der Kühlphase des Körpers wird der Aortenklappenersatz mit einem Conduit durchgeführt und die Koronararterien anastomosiert. Die distale Anastomose im nicht dissezierten Anteil des Aortenbogens wird mit 3 x 0 Prolene genäht, ebenso die Fußpunktanastomose der supraaortalen Äste. Nach sorgfältiger Entlüftung und Freigabe des Blutstromes wird die Gefäßprothese wieder von der aneurysmatischen Aorta eingehüllt (Graft-inclusion) (siehe Abb. 3).

Die Operation der akuten Aortendissektion ist wegen des oft fehlenden Nahtwiderlagers an der distalen Anastomose technisch schwierig. Die dissezierten Wandanteile müssen mit Kleber und/oder Matratzennähten mit Teflonfilzstreifen adaptiert werden. Die distale Anastomose erfolgt nur auf das rekonstruierte echte Lumen.

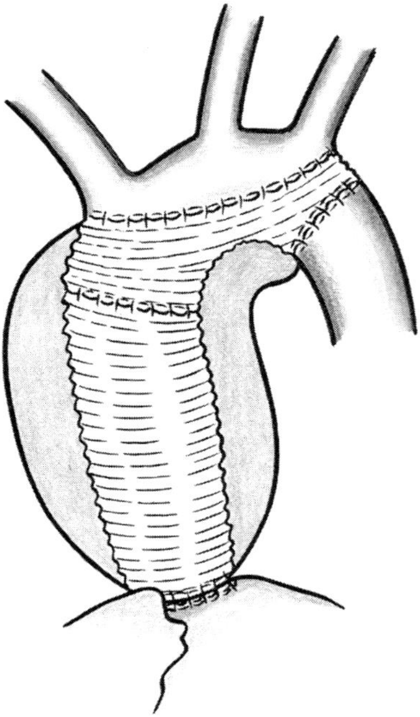

Abb. 3
Aorta ascendens und Aortenbogenersatz

Patienten mit einer akuten Typ-B-Dissektion, wenn keine Zeichen für eine drohende Ruptur oder eine Organischämie vorliegen, werden zunächst konservativ behandelt, d.h. Regulierung des Bluthochdrucks.

Die operative Behandlung der chronischen Aortendissektion ist ähnlich wie bei den Aortenaneurysmen. Wichtig ist, daß die distale Anastomose bei der chronischen Dissektion immer auf beide Lumina erfolgt, damit das echte wie auch das falsche Lumen orthograd vom Blut durchströmt wird, da beide Lumen für die Durchblutung der anhängenden Organe wichtig sein können. Dies zeigt sich in der präoperativ durchgeführten Angiographie. Die OP-Indikation besteht dann, wenn die chronische Aortendissektion zu einer aneurysmatischen Aufweitung der Aorta ascendens und Aortenbogen von mehr als 6 cm und im Aorta-descendens-Bereich von mehr als 5 cm geführt hat.

Fenestrationsoperation

Führt eine Aortendissektion zu einer Verlegung des Gefäßlumens, so kann durch eine partielle oder totale Resektion der Dissektionsmembran ein Reentry geschaffen werden. Nach querer Inzision wird der Außenkanal distal durch eine fortlaufende Naht (Rändelung) verschlossen und proximal die Dissektionsmembran ausgeschnitten. Bei der Obstruktion der Beckenarterien kann die Fensterung mit Hilfe eines Ringstrippers von der Leiste erfolgen. Dabei wird die Dissektionsmembran durchbrochen.

Aortenaneurysmen

Einteilung

Die Aneurysmen der thorakalen Aorta werden nach *Grawfort* eingeteilt.

Typ 1: Erweiterung der Aorta thoracica descendens vom distalen Aortenbogen bis zum Zwerchfell
Typ 2: Erweiterung der Aorta thoracica descendens und Aorta abdominalis einschließlich der Viszeralarterien bis zu den Nierenarterien
Typ 3: Erweiterung der gesamten Aorta thoracica descendens und der Aorta abdominalis
Typ 4: Erweiterung der distalen Aorta thoracica und der juxtarenalen Aorta abdominalis
Typ 5: Erweiterung der juxtarenalen Aorta abdominalis

Die Einteilung in sack- oder spindelförmige Aneurysmen hat nur dann eine operative Konsequenz, wenn ein reines sackförmiges Aneurysma durch tangentiale Abklemmung reseziert werden kann. Der Verschluß der Aorta erfolgt dann entweder durch direkte Naht oder durch einen Patch.

Klinik

Die Beschwerden, die ein Aneurysma verursacht, sind von der Lokalisation und der Größe abhängig. Kleine Aneurysmen sind oft asymptomatisch. Große Aneurysmen führen zur Kompression der Nachbarorgane, oder sie penetrieren in diese. So können thorakale Aneurysmen zu Kompressionsatelektasen und Pneumonien führen, und abdominelle Organe durch Arrosion der Wirbelsäule starke Rückenschmerzen und Lumbago hervorrufen. Perforiert ein Aneurysma, kommt es zu Einblutungen in das Mediastinum, ins Perikard, die Pleura, die Bronchien, den Ösophagus, den Darm, das Retroperitoneum oder in die freie Bauchhöhle. Je nach Größe der Blutung steht dann die Perikardtamponade oder der Volumenmangel im Vordergrund. Die Dilatation der Aortenbasis führt zur Aortenklappeninsuffizienz. Durch Mobilisation von Partikeln aus wandständigen Thromben kommt es zu rezidivierenden Embolisationen mit entsprechenden klinischen Ausfällen.

Diagnostik

Die Röntgenaufnahme des Thorax kann durch ein breites Mediastinum und eine Vergrößerung des Aortenbogens Hinweise für ein thorakles Aaortenaneurysma geben. Das Angio-CT kann Aneurysmen jeder Lokalisation nachweisen, wobei die Kontrastmittelgabe unbedingt erforderlich ist. Die abdominelle Sonographie eignet sich hervorragend für die Screening-Untersuchung der Bauchschlagader und die Verlaufskontrolle kleinerer Aneurysmen. Durch transthorakale und transösophageale Echokardiographie lassen sich Aneurysmen der Aorta ascendens und descendens nachweisen. Mit der Angiographie kann man lediglich das durchströmte Lumen darstellen, das wegen der vielen wandständigen Thromben in den Aneurysmen nicht immer identisch mit dem wahren Lumen ist. Mit ihr läßt sich aber gut beurteilen, in wie weit andere Gefäße in das Aneurysma mit einbezogen sind und ob eine periphere arterielle Verschlußkrankheit zusätzlich vorliegt. Außerdem lassen sich gleichzeitig vorliegende Gefäßanomalien ausschließen.

Indikation

Eine absolute OP-Indikation stellt die drohende Ruptur des Aneurysmas dar sowie die Komplikation der Organ- und Extremitäten-Ischämie durch thrombotischen Verschluß oder rezidivierende Embolisation. Ein rasch progredient wachsendes Aneurysma sollte ebenso operiert werden wie symptomatische Aneurysmen mit Schmerzen, Verdrängung und Funktionsstörungen der Nachbarorgane. Thorakale Aneurysmen ab 6 cm Durchmesser und abdominale ab 5 cm Durchmesser sind zu operieren, da die Rupturwahrscheinlichkeit bei weiterem Wachstum enorm zunimmt. Dabei ist zu beachten, daß exzentrisch thrombosierte Aneurysmen leichter rupturieren können als konzentrisch thrombosierte Aneurysmen.

Kontraindikationen

bestehen bei folgenden Erkrankungen:

- konsumierende Erkrankung mit einer Lebenserwartung von deutlich unter einem Jahr
- prothrahierter Schock mit Anurie
- therapiefraktäre kardiale und respiratorische Insuffizienz
- Infektionen im OP-Bereich und Sepsis
- altersbedingte Bettlägerigkeit

Aneurysma der Aorta ascendens

Aneurysmen der Aorta ascendens werden ausschließlich mit der Herz-Lungen-Maschine operiert. Dies erfolgt über eine mediane Sternotomie. Manchmal gelingt es, die arterielle Kanüle noch am distalen nicht erweiterten Anteil der Aorta ascendens zu plazieren. Sollte dies nicht der Fall sein, muß in einer Leiste die Arteria femoralis kanüliert werden. In der Regel genügt ein sogenannter Two-stage-Katheter als venöse Kanüle im rechten Vorhof. Die Kardioplegie wird orthograd über die Aortenwurzel gegeben, sofern keine hochgradige Aortenklappeninsuffizienz vorliegt. In diesem Fall kann die Kardioplegie selektiv über die Koronararterien gegeben werden oder retrograd über den Sinus coronarius.

Oft liegt eine Dilatation des Aortenklappenringes vor, so daß die Aortenklappe ebenfalls ersetzt werden muß. Dann wird ein sogenannter Conduit (mechanische Aortenklappe mit angenähter Gefäßprothese) implantiert. Nach Exzision der Aortenklappe wird die proximale Anastomose eingenäht, d.h. die mechanische Aortenklappe und die Koronararterien. Die distale Anastomose wird in dem Bereich der Aorta ascendens angelegt, wo das Lumen wieder normal weit ist. Die sorgfältige Entlüftung ist vor der Freigabe des Blutstroms unbedingt erforderlich. Die Gefäßprothese wird mit der Aneurysmawand straff umhüllt – sogenannte Graft-inclusion –, um die Blutungen aus den Strichkanälen zu komprimieren. Die postoperative Nachbehandlung ist identisch mit der eines alleinigen Klappenersatzes. Eine Antikoagulantien-Therapie mit Marcumar ist erforderlich, wenn eine mechanische Klappe implantiert wurde.

Aortenbogen

Bei aneurysmatischer Erkrankung des Aortenbogens wird überwiegend der orthotope Aortenbogenersatz im hypothermen Kreislaufstillstand unter Einsatz der Herz-Lungen-Maschine angewandt. In Rückenlagen über Sternotomie werden die Hohlvenen kanüliert. Die arterielle Kanüle wird in der Arteria femoralis plaziert. Mindestens eine hirnversorgende Arterie sollte perfundiert werden. Bei gleichzeitigem Ersatz der Aorta ascendens werden noch während der Kühlphase die Aortenklappe und die Koronararterien eingenäht. Anschließend erfolgt die distale Anastomose und dann die Fußpunktanastomose der supraaortalen Äste. Ansonsten wird mit der distalen Anastomose begonnen. Der Truncus brachiocephalicus dexter, die Arteria carotis communis und die Arteria subclavia werden als gemeinsamer Patch in die Dacron-Rohrprothese implantiert. Die entlüftete Prothese wird teilweise freigegeben, um die supraaortalen Äste retrograd zu perfundieren. Die Prothese wird zur vollständigen Abdichtung der Strichkanäle noch mit der erweiterten Aortenwand eingehüllt (Graft-inclusion). Wenn das Aneurysma bis in die Aorta descendens reicht und ist auch dort ein Gefäßersatz in einer zweiten Operation beabsichtigt, so kann man eine Rohrprothese wie einen Rüssel von der distalen Anastomose in das Aneurysma der Aorta descendens hineinragen lassen als sogenannten elephant-trunk *(Borst)*. An diesem Prothesenteil kann später die distale Gefäßrekonstruktion angeschlossen werden.

Bei alleiniger aneurysmatischen Veränderung des distalen Aortenbogens wird in Rechtsseitenlage linksseitig über der vierten Rippe thorakotomiert. Diese OP kann mit extrakorporaler Kreislaufzirkulation oder auch mit einem sogenannter Linksherzbypass durchgeführt werden. Der Vorteil des Linksherzbypasses mit der Biomedicus-Pumpe ist, daß dazu maximal 5000 IE Heparin benötigt werden, im Gegensatz zur Herz-Lungen-Maschine, bei der eine volle Heparinisierung erforderlich ist. Die proximalen kleineren Interkostalarterien können vor dem Eröffnen des Aneurysmas mit Clips versorgt werden. Größere Interkostalarterienpaare sollten wegen der Gefahr des spinalen Ischämie in die Prothese implantiert werden.

Eine Alternative zu dem orthotopen Aortenersatz stellt die Prothesenumleitung dar, wobei das Aneurysma exkludiert wird. Dieses Verfahren wird dann angewendet, wenn keine kardiopulmonale Bypassmöglichkeit besteht und ein Crossclamping der Aorta nicht möglich ist. Dabei können Bypassverfahren ohne Hilfe der Herz-Lungen-Maschine eingesetzt werden. Voraussetzung ist aber ein gesunder Aortenabschnitt oberhalb der Aortenklappe von mindestens 5 cm, der partiell ausgeklemmt werden kann.

Aorta thoracalis descendens

Bei der Lagerung ist zu beachten, daß in strenger Rechtsseitenlagerung die Femoralgefäße für eine mögliche Kanülierung nicht mehr zugänglich sind. Ist dies erforderlich, so muß der Thorax im rechten Winkel und das Becken dazu um 60 Grad gedreht gelagert werden. Die Inzision erfolgt im Bett der vierten Rippe. Dehnt sich das Aneurysma über die gesamte Aorta descendens aus, kann eine zweite Inzision im Bett der siebten Rippe erfolgen, wobei der Hautschnitt in der Mitte der beiden Inzisionen zu liegen kommt. Für die Darstellung der Aorta hat sich bewährt, die linke Lunge von der Beatmung mit Hilfe eines Doppellumentubus kollabieren zu lassen. Die Präparation beginnt am distalen Aortenbogen. Der Nervus phrenicus, Vagus und Nervus laryngeus reccurens werden dargestellt. Der Ductus Botalli wird durchtrennt und die Arteria subclavia sinistra sowie die Aorta werden angezügelt. Dann erfolgt die distale Präparation.

Wird die Operation mit Hilfe der Biomedicus-Pumpe durchgeführt, muß der Herzbeutel noch über dem linken Herzohr eröffnet werden. Die Arteria femoralis und das linke Herzohr werden kanüliert. Zuvor müssen 5000 IE Heparin injiziert werden. Der Vorteil des Linksherzbypasses ist, daß während des Aortenclampings die untere Körperhälfte retrograd perfundiert wird. Dies verhindert bei längerer OP-Dauer eine Ischämie der viszeralen Organe. Bei einfacher Abklemmung der Aorta muß der Anästhesist den im Augenblick des Clamping exzessiv ansteigenden Blutdruck senken. Vor der Freigabe des Blutstroms kommt es dann umgekehrt zu einem drastischen Blutdruckabfall. Eine Hypovolämie ist dabei unbedingt zu vermeiden. Die einfache Abklemmung der Aorta descendens erfordert in der Regel keine lokale oder systematische Heparinisierung. Der Gebrauch eines temporären Shunts zwischen Aorta ascendens und descendens ist heute zu Gunsten des Linksherzbypasses weitgehend in den Hintergrund getreten.

Die Interkostalarterienabgänge können vor dem Aortenclamping dargestellt und ligiert werden. Crossclamping der Aorta, Längseröffnung des Aneurysmas und restliche Blutstillung der retrograd blutenden Interkostalarterien. In der Regel ist die Interposition einer Gefäßprothese erforderlich. Im Gebrauch sind heute üblicherweise primär dichte, gewebte Dacron-Rohrprothesen. Erst wird die proximale Anastomose genäht und freigegeben, um die eventuell ebenfalls geklemmte Arteria subclavia sinistra für die kollaterale Restperfusion der unteren Körperhälfte freizugeben. Wichtige große Interkostalartierien können bei der distalen Anastomose durch schräges Zurechtschneiden der Prothese von der Ligatur verschont werden. Wir bevorzugen als Nahtmaterial 3 x 0 Prolene. Abschließend erfolgt die Graft-inclusion.

Ein alternatives Vefahren ist die intraluminale Protheseninterposition, wobei eine im Anastomosenbereich vestärkte Dacronprothese intraluminal eingeführt und außen mit Bändchen befestigt wird. Ist ein Crossclamping der Aorta nicht möglich, kann auch beim Aneurysma der Aorta descendens eine Prothesenumleitung mit End-zu-Seit-Anastomosen gewählt werden. Dabei können auch größere Arterienäste wie die linke Arteria subclavia angeschlossen werden.

Thorakoabdominelle Aneurysmen

Der thorakoabdomielle Gefäßersatz gefährdet die arterielle Versorgung des Rückenmarkes. Wichtigster Zufluß zu den Längsarterien des Rückenmarkes ist die Arteria radicularis magna *(Adamkiewicz)*. Sie liegt in 73% links und kann zwischen den Segmenten Th9 bis Th12 vorkommen. Durch die Erhaltung dieser Arterie bei der thorakoabdominellen Gefäßrekonstruktion bietet sich die Chance, eine Paraplegie zu verhindern.

Der Eingriff kann mit oder ohne Linksherzbypass durchgeführt werden. Der Patient wird dazu in thorakaler Halb-Seitenlagerung und abdominaler Rückenlage gebracht. Dabei wird die anterolaterale Thorakotomie über den linken Rippenbogen zur medianen Laparotomie verlängert. Das Zwerchfell sollte dabei zirkulär bis zum Hiatus aorticus durchtrennt werden. Die abdominelle Aorta kann durch Laparotomie und Mobilisation der linken Kolonhälfte nach rechts dargestellt werden oder durch retroperitoneale Präparation.

Erst wird die thorakale Aorta geklemmt und die proximale Anastomose mit einer gewebten Dacronprothese durchgeführt. Die größten zurückblutenden Interkostalartierienpaare werden als großer Patch mit der Dacronprothese dorsal anastomosiert. Ist der thorakale Abschnitt revaskularisiert, folgt der abdominelle Teil mit den Viszeralgefäßen. Die Zahl der Anastomosen kann durch Zusammenfassen der Abgänge der Truncus coeliacus und der Arteria mesenterica superior und eventuell der rechten Arteria renalis reduziert werden. Dies spart Ischämiezeit. Die bei eröffneter Aorta abdominalis offenliegenden Viszeralgefäßabgänge werden nicht geklemmt, sondern mit einem Perfusionskatheter okkludiert und gleichzeitig mit Euro-Collins-Lösung oder Kardioplegie-Lösung perfundiert. Die Reimplantation beginnt an der Arteria renalis dexter, dann Truncus coeliacus und Arteria mesenterica superior und zuletzt die Arteria renalis sinister. Dabei wird schrittweise nach Fertigstellung der Anastomose die betroffene Arterie freigegeben. Mit der distalen Anastomosennaht als gerades Rohr auf die distale Aorta oder als Bifurkationsprothese auf die Arteria iliaca beidseits ist die Gefäßrekonstruktion beendet. Dabei ist zu berücksichtigen, daß die arterielle Rückenmarksversorgung auch über Äste der Arteria iliacae internae erfolgt. Nachdem die Prothese wieder mit dem Aneurysmamantel umhüllt wurde (Graft-inclusion), beginnt die exakte Rekonstruktion der durchtrennten Gewebsschichten. Abdomen und Thorax werden ausreichend drainiert.

Dieses von *Crawford* und *DeBakey* propagierte „Clamp-and-Repair“-Prinzip hat sich allgemein durchgesetzt. Wird auf ein protektives Bypassverfahren verzichtet, müssen die vorgegebenen Ischämiezeiten berücksichtigt werden. Diese liegen für Niere und Leber bei 40 bis 50 Minuten (siehe Abb. 4).

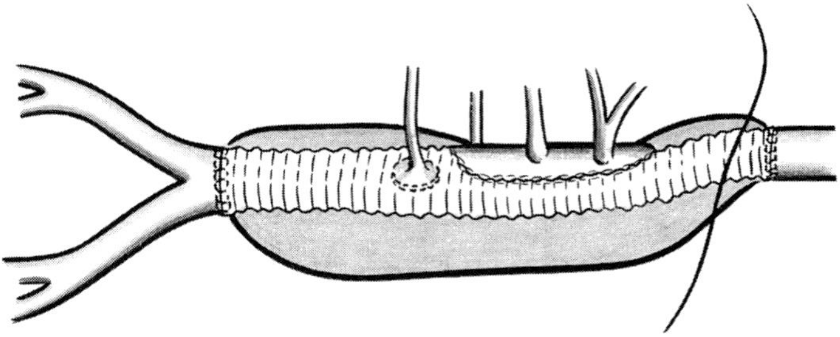

Abb. 4 Thorakoabdomineller Aortenersatz

Alternativ ist ein Bypassverfahren möglich, das eine arterielle periphere Rekonstruktion während der thorakalen und viszeralen Rekonstruktion ermöglicht. Dabei werden zunächst die proximale Anastomose und die distalen Anastomosen auf die Iliakalarterien End-zu-Seit angelegt und die Prothese freigegeben, anschließend werden die Viszeralgefäße einzeln mit einem Bypass versorgt, zuletzt wird das Aneurysma durch eine proximale und distale Naht verschlossen.

Postoperativ wird eine Low-Dose-Heparinbehandlung empfohlen. Funktionsstörungen der Nieren und der Leber sind rechtzeitig zu erkennen und gegebenenfalls zu behandeln.

Aorta abdominalis

Aneurysmen der Aorta abdominalis entwickeln sich zu 95 bis 98% im infrarenalen Abschnitt der Aorta. Häufig liegen zusätzlich aneurysmatische Erweiterungen der Beckengefäße vor. Zur operativen Versorgung des infrarenalen Bauchaortenaneurysmas wählen wir in der Regel die mediane Laparotomie. Der Dünndarm wird dabei in ein feuchtes Tuch eingeschlagen und rechts vor die Bauchdecke verlagert. Das Duodenum wird mobilisiert. Das Peritoneum wird zwischen Duodenum rechts und der Vene mesenterica inferior links längsinzidiert und die Aorta am Aneurysmakragen unter der linken Nierenvene frei präpariert. Dann werden die distale Aorta und die Arteriae iliacae an der vorderen Zirkumferenz dargestellt. Ein zirkuläres Freipräparieren der Gefäße ist bei aneurysmatischer Aufweitung nicht immer angebracht. Es beinhaltet auch die Gefahr einer Verletzung der Vena cava oder Venae iliacae. Liegt keine Ruptur vor, geben wir vor dem Klemmen der Aorta 5000 IE Heparin iv. Die Aorta wird proximal nach der Lokalisation der Nierenarterien infrarenal geklemmt. Distal empfiehlt es sich, wenn das Aneurysma bis zur Bifurkation reicht, stets die Beckenarterien mit weichen Ductusklemmen zu versehen. Die Arteria mesenterica inferior wird angezügelt. Nach Längseröffnung des Aneurysmas wird die Aorta desobliteriert. Der thrombotische Inhalt (Debris) wird entfernt und ein Teil zur bakteriologischen Untersuchung gegeben. Blutende Interkostalartierien werden umstochen, und die Arteria mesenterica inferior wird in der Regel ligiert, wobei man bei nicht thrombosierten Arterien auf eine möglicherweise auftretende Sigmaischämie achten muß. Bei gestörter Kolondurchblutung, z.B. durch Unterbrechung der Riolan-Arkade, ist eine Reimplantation der Arteria mesenterica inferior erforderlich.

Als Gefäßersatz wird in der Regel eine gestrickte Doppelvelours-Dacronprothese gebraucht, und als Nahtmaterial dient Polypropylene in der Größe 3 x 0 oder 4 x 0. Bei elektiven Eingriffen genügt eine unbeschichtete Dacronprothese, die vor der Heparingabe mit Patientenblut „geclottet" wird, d.h., die Poren der gestrickten Dacronprothese werden durch Gerinnung abgedichtet. Bei Patienten mit nicht intakter Gerinnung sowie bei Perforation des Aneurysmas verwenden wir primär dichte Dacronprothesen. Dies sind gewebte oder mit Gelatine beschichtete, gestrickte Dacronprothesen. Mittlerweile gibt es auch PTFE-Prothesen für den Aortenersatz, wobei durch besondere Aufarbeitung des PTFE-Materials eine gewisse Dehnungsfähigkeit erreicht wurde, so daß diese Prothese ohne Knickbildung auch als Y-Prothese implantiert werden kann.

Ist nur die Aorta aneurysmatisch erweitert, genügt der Gefäßersatz mit einer geraden Rohrprothese gemäß dem Durchmesser der normal weiten Aorta (16 bis 22 mm). Sogenannte Y-Prothesen werden verwendet, wenn beide Arteria iliacae mit in das Aneurysma einbezogen und hochgradig verengt sind. Dabei werden die distalen Anastomosen bevorzugt an den Iliakalarterien angelegt. Wenn möglich, sollte die orthograde Perfusion mindestens einer Arteria iliaca interna erhalten bleiben, wegen der Durchblutung des kleinen Beckens, des Sigmas und Rektums.

Ist bei sehr hoch gelegenen Aneurysmen eine suprarenale Abklemmung der Aorta erforderlich, müssen die Nierenarterien zur Vermeidung von Embolisationen des thrombotischen Aorteninhalts zuerst geklemmt werden. Die Nierenarterien können nach der Mobilisation der linken Nierenvene, die, falls unbedingt erforderlich, auch durchtrennt werden kann, in der Regel gut dargestellt werden. Nach Fertigung der proximalen Anastomose sind beide Nierenarterien sofort wieder freizugeben.

Wird eine Y-Prothese verwendet, muß der Prothesenstamm soweit zurückgeschnitten werden, daß die Prothesenschenkel im spitzen Winkel ohne jegliche Knickbildung verlegt werden können. Beim Aneurysma erfolgt stets ein Gefäßersatz, d.h., die vorhandenen Gefäße werden ausgeschaltet. Dies erfordert in der Regel proximal als auch distal End/End-Anastomosen. Bei gleichzeitigem Vorliegen einer AVK vom Beckentyp können beide Prothesenschenkel bis in die Leisten durchgezogen werden und dann End/Seit mit der Arteria femoralis communis anastomosiert werden. Dabei muß der retrograde Blutstorm der Arteria iliaca durch Ligatur unterbunden werden. Ein zusätzliches Aneurysma der Arteria iliaca interna kann durch Nahtverschluß ausgeschaltet werden.

Nach dem Entlüften (Fluschen) der Prothese kann der Blutstrom freigegeben werden. Die Klemmen müssen dabei sukzessiv geöffnet werden, um eine hypotone Phase zu vermeiden. Anschließend können gerinnungsaktive Substanzen wie Frischplasma transfundiert werden. Die implantierte Prothese wird vollständig durch eine fortlaufende Naht in den zurechtgeschnittenen Aneurysmasack eingehüllt. Die dann noch freiliegenden Prothesenabschnitte müssen sorgfältig von paraaortalem Gewebe gedeckt werden, um einen Kontakt der Prothese mit dem Darm zu vermeiden. Durch Arrosion des Duodenums an der proximalen Anastomose kann es zur Ausbildung einer aortaduodenalen Fistel kommen. Das Retroperitoneum wird mit resorbierbarem Faden fortlaufend und das Abdomen nach dem Legen einer Easy-flow-Drainage an die proximale Anastomose und in die Excavatio rectouterina (Douglasscher Raum) bzw. rectovesicalis fortlaufend oder mit Einzelknopfnähten verschlossen (siehe Abb. 5a und 5b).

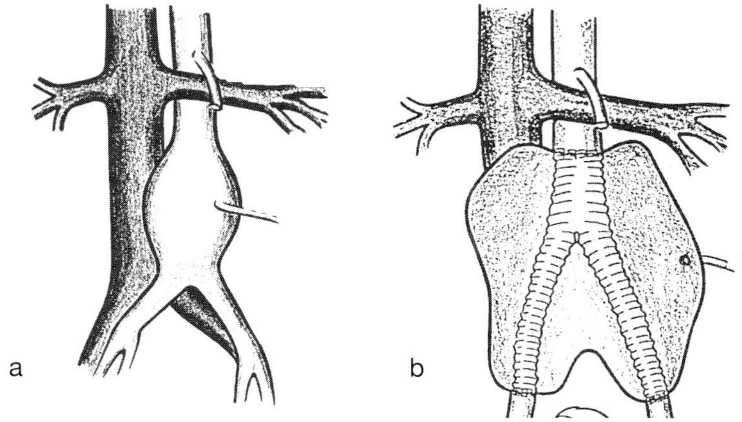

Abb. 5a und 5b Ersatz der infrarenalen Aorta abdominalis

Rupturiertes infrarenales Bauchaortenaneurysma

Die häufigste und schwerwiegendste Komplikation des infrarenalen Bauchaortenaneurysmas ist die Ruptur. Die Gefahr der Ruptur steigt mit zunehmendem Durchmesser, jedoch können auch kleinere Aneurysmen (17%) rupturieren. Bei 88% der Patienten erfolgt die Ruptur ins Retroperitoneum.

Die Symptome pulsierender Tumor, Bauchschmerzen und Schock stehen im Vordergrund. Je nach Kreislaufzustand muß auf eine längerdauernde Diagnostik verzichtet werden, um unverzüglich zu laparotomieren. Nach Eröffnung des Abdomens ist der wichtigste Schritt das Klemmen der proximalen Aorta. Bei sehr hohen Aneurysmen kann dies subdiaphragmal erfolgen. Bewährt hat sich jedoch die direkte Darstellung der infrarenalen Aorta durch stumpfe Präparation mit der Hand entlang der proximalen Aneurysmawand. Auch kann man mit der Hand oder einem Kompressorium infrakolisch die Aorta komprimieren, um nach Eröffnung des Aneurysmas das zuführende Aortenlumen mit dem Daumen obturieren. So gewinnt man Zeit, um die infrarenale Aorta darzustellen. Das Aortenlumen kann mit Gefäßklemmen oder mit einem Ballonkatheter blockiert werden. Letzteres gilt auch für die Beckenarterien, die sich wegen extremer Verkalkung nicht komprimieren lassen. Auf Heparin sollte beim rupturierten Aneurysma verzichtet werden. Größere Blutverluste kann man durch den Einsatz eines Cell-savers kompensieren.

Bei einer Ruptur des Aneurysmas in den Gastrointestinaltrakt kann, nachdem die Blutung beherrscht ist, erst die Fistel im Gastrointestinaltrakt verschlossen werden und dann in üblicher Technik der Gefäßersatz durchgeführt werden. Dabei ist auf eine optimale Deckung der Prothese zu achten. Gelingt dies nicht mit der Graft-inclusion-Technik, muß zusätzlich eine Omentum-Plastik durchgeführt werden, d.h., das große Netz wird entsprechend seiner Gefäßversorgung soweit gestielt, bis damit ohne Zug mit ausreichendem Material die Prothese gedeckt werden kann. Eine Ruptur in die Vena cava inferior verursacht in der Regel ein typisches atrio-venöses Maschinengeräusch. Nach dem Ausklemmen der infrarenalen Aorta wird die Vena cava beidseits der Fistel komprimiert und mit direkter Naht vom Aortenlumen her verschlossen.

Inflammatorisches Bauchaortenaneurysma

Wie bei einer retroperitonealen Fibrose ist bei diesem Aneurysma das Gewebe um die Aorta sehr derb und kann mehrere Zentimeter stark sein. Diese Fibrose kann vom Nierenhilus bis ins kleine

Becken reichen. Dadurch können alle retroperitoneal gelegenen Organe komprimiert werden, wobei die Ureteren in Form von Abflußstörungen am meisten betroffen sind. Die Ureteren werden nicht, wie sonst üblich, vom Aneurysma nach lateral weggedrückt, sondern durch den entzündlichen Prozeß nach medial verlagert. Bakterien sind so gut wie nie in einem solchen Aneurysma nachweisbar. Im Computertomogramm sieht man eine typische perianeurysmatische Gewebeverdichtung, die reichtlich Kontrastmittel einlagert. Die Patienten klagen ähnlich wie beim rupturierten Aneurysma über starke Rückenschmerzen. Intraoperativ ist die Präparation des Darmes vom Aneurysma durch die massiven Verschwielungen erheblich erschwert. Es empfiehlt sich, das Aneurysma lediglich proximal und distal freizupräparieren, um die Klemmen setzen zu können. Bei der Längseröffnung des Aneurysmas muß der Darm sorgfältig umschnitten werden. Die Ureteren müssen zumindest unmittelbar postoperativ mit einem Doppel-J-Katheter geschient werden. Die retroperitoneale Fibrose verschwindet mit der Zeit, nachdem das Aneurysma ausgeschaltet wurde. Ein inflammatorisches Aneurysma darf nicht mit einem mykotischen Aneurysma verwechselt werden.

Mykotische Aneurysmen sind bakteriell besiedelte Aneurysmen. Sie kommen in etwa 1% vor. Häufig sind Staphyllokokken und Salmonellen nachweisbar.

Traumatisches Aortenaneurysma

Bei den traumatischen Aneurysmen liegt in aller Regel eine umschriebene Wandzerstörung der Aorta vor, bedingt durch einen queren Einriß unmittelbar am oder wenige Zentimeter distal des Abgangs der linken Arteria subclavia (loco typico). Die übrige Aorta ist meist unauffällig. Entweder kommen die Patienten im Schockzustand bei freier Perforation in die Pleurahöhle direkt auf den OP-Tisch, oder es liegt eine gedeckte Ruptur vor, aus der sich ein Aneurysma 1 entwickelt. Traumatische Aneurysmen sind auch im asymptomatischen Stadium zu operieren.

Intraoperativ muß darauf geachtet werden, daß die Pleura mediastinalis möglichst lange über den Aortendefekt geschlossen bleibt. Zunächst wird die distale Aorta zum Klemmen vorbereitet. Dann wird die linke Arteria subclavia angezügelt, bevor man sich dem distalen Aortenbogen nähert. Nach dem Klemmen der proximalen Aorta wird der Defekt dargestellt. Bei der akuten Ruptur ist meist ein Direktverschluß durch Naht möglich. Bleibt ein kleiner Wanddefekt bestehen, kann dieser mit einem Dacron-Patch verschlossen werden.

Behandlungsergebnisse

Allgemein zeigt das Operationsrisiko bei Eingriffen an der thorakalen Aorta eine deutliche Abhängigkeit vom Lebensalter und dem Vorliegen von Begleitkrankheiten, z.B. koronare Herzkrankheit, artierielle Hypertonie. Eingriffe in Stadium der Ruptur eines thorakalen Aneurysmas kommen oft zu spät. Die OP-Letalität von Ascendens-Aneurysmen ist etwa gleichzusetzen mit der koronaren Herzkrankheit (um 2%). Die Korrektur des Aortenbogenaneurysma ist mit einer deutlich höheren Letalität belastet (etwa 15%). Bei Descendens-Aneurysmen beträgt die Letalität weniger als 10%. Am günstigsten schneiden dabei die traumatischen Aneurysmen mit ca. 5% ab.

Die chirurgische Therapie des dissezieren thorakalen Aortenaneurysmas Typ A im Stadium der akuten Dissektion ist mit einer Letalität von ca. 30% belastet. Die Behandlungsergebnisse der Fensterungsoperation sind eher enttäuschend. Bis auf wenige Erfolge lassen sich bei den Patienten die typischen Komplikationen selten verhindern. Die Letalität bei thorakoabdominellen Aneurysmen wird zwischen 10 und 15% angegeben. Rückenmarksschäden treten allerdings bei 10% der Patienten auf. Bei den nichtrupturierten infrarenalen Bauchaortenaneurysmen liegt die Operationssterblichkeit bei 2 bis 4%. Im Stadium der Ruptur wird die OP-Letalität zwischen 30 und 70% angegeben.

Verschlußprozesse der Aorta

Coarctatio aortae

Zu den angeborenen Stenosen der Aorta gehört die typische Aortenisthmusstenose, auch Coarctatio aortae genannt. Sie befindet sich zwischen der linken Arteria subclavia und der Ansatzstelle des Ligamentum arteriosum (Ductus arteriosus Botalli). Die Stenosen der anderen Aortenabschnitte werden als atypische Coarctatio aortae bezeichnet. Neben der kongenitalen Form der Aortenstenose gibt es noch entzündlich bedingte Formen, z.B. Takayasu Aortitis. Die Stenosen können einzeln oder multipel als kurz- oder langstreckige Stenosen vorkommen.

Klinik

Die Patienten mit einer Aortenisthmusstenose leiden an einer Hypertonie der oberen Kreislaufhälfte und an einer arteriellen Minderdurchblutung der unteren Körperhälfte. Dies ist leicht durch das Pulsdefizit und die Blutdruckdifferenz zwischen oberen und unteren Extremitäten festzustellen. Als Zeichen eines Kollateralkreislaufes sieht man Usuren an den drei bis vier unteren Rippen und pulsierende Kollateralgefäße an der Bauchdecke.

Diagnostik

Zum Nachweis einer Aortenstenose dient die transaxilläre Angiographie.

OP

Bei den angeborenen Stenosen wird das optimale Operationsalter acht bis vierzehn Jahre angesehen. Die Aorta hat dann bereits über die Hälfte ihres Kalibers und weist noch keine degenerativen Veränderungen auf.

Die chirurgische Behandlung der Coartatio besteht aus:

- Resektion der Gefäßenge mit End/End-Naht oder Interposition (siehe Abb. 6)
- Erweiterungsplastik
- Umgehungsbypass

Das operative Vorgehen richtet sich nach der Lokalisation der Aortenenge. Die typische Aortenisthmusstenose wird durch linksseitige Thorakotomie operiert. Bei der atypischen Coarctatio aortae ist im Aorta-descendens-Bereich das Bypassverfahren und im abdominel-

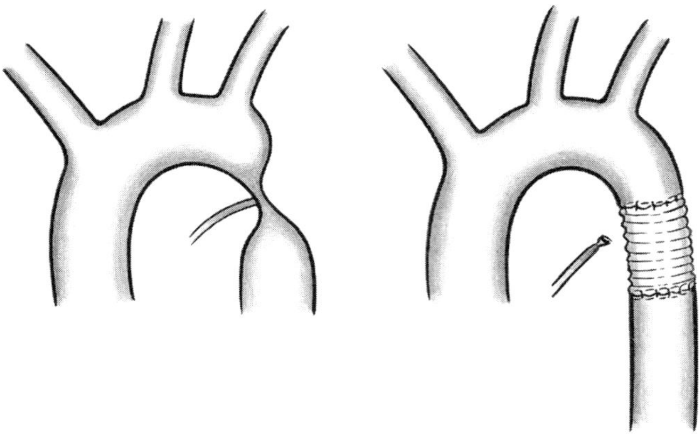

Abb. 6 Protheseninterposition bei Aortenismusstenose

len Bereich die Erweiterungsplastik am zweckmäßigsten. Bei langstreckigen Stenosen ist nur ein Bypassverfahren möglich, wobei alle betroffenen Seitenäste der Aorta gesondert mittels Protheseninterponaten angeschlossen werden können. Postoperativ sollten die Blutdruckwerte normal sein, vorausgesetzt, es liegt keine Hypertonie anderer Genese vor.

Die Operationsletalität wird mit 2 bis 4% angegeben. Zu einer Rückenmarksschädigung kommt es wegen des ausgeprägten Kollateralkreislaufes selten. Dagegen sind Nachblutungen aus den Operationswunden häufiger. Sie machen ja nach Ausmaß (z.B. Hämatothorax) einen sofortigen Re-Eingriff erforderlich.

Arteriosklerotische Verschlußprozesse der Aorta

Die Arteriosklerose stellt das Hauptkontingent bei den Verschlußprozessen der Aorta dar. An der Aortenbifurkation liegt die Prädilektionsstelle. Dort finden sich reichlich atheromatös-ulzerative Intimaläsionen, welche kranialwärts zu den Nierenarterien hin abnehmen und im unmittelbar infrarenal gelegenem Aortenabschnitt nur ganz selten zu sehen sind. Bei einem vollständigen infrarenalen Aortenverschluß sprechen wir von einem „Leriche-Syndrom“. Damit dabei auch die untere Körperhälfte mit Blut versorgt wird, existieren mehrere Kollateralkreisläufe über die epigastrischen Arterien und die Lumbalarterien. Der wichtigste Kollateralkreislauf ist jedoch die Riolan-Anastomose zwischen Arteria mesenterica superior zur Arteria mesenterica inferior zur Arteria iliaca interna.

Klinik

Die Beschwerden sind abhängig von der Minderdurchblutung der Beckenorgane, der Gesäßmuskulatur und der Beine. Beim Gehen tritt ein schmerzhaftes Ziehen vom Gesäß in die Rückseite der Oberschenkel auf. Oft wird die Symptomatik mit einer Ischalgie verkannt. Ruheschmerzen treten in der Regel nur beim akuten Aortenverschluß auf. Abdominelle Schmerzen unter körperlicher Belastung sind die Folge eines iliofemoralen Blutentzugs über die Riolan-Anastomose. Fehlende Pulse in den Leisten deuten auf eine arterielle Verschlußkrankheit vom Beckentyp hin. Beim chronischen Aortenverschluß läßt sich anamnestisch eine aufsteigende Symptomatik erkennen. Die Patienten klagen erst über eine Claudicatio intermittens im Beinbereich, dann zusätzlich im Gesäßbereich, und bei Männern tritt eine zunehmende vaskulär bedingte Impotenz. Letztendlich kann es zum Nierenarterienverschluß mit akuter Niereninsuffizienz kommen.

Diagnostik

Eine intraarterielle Angiographie transfemoral oder transaxillär zeigt gut die Verschlüsse bzw. Stenosen. Um ein thrombosiertes Bauchaortenaneurysma auszuschließen, ist zusätzlich eine Sonographie oder auch ein CT des Abdomens erforderlich. Mit einer sogenannten Bauch-Becken-Bein-Blattfilm-Angiographie können die oft gleichzeitig vorliegenden Verschlüsse in der Oberschenkeletage ebenfalls nachgewiesen werden. Ist dann noch die Darstellung der kruralen Ausstrombahn erforderlich, muß von den Leisten noch zusätzlich eine Feinnadel-DSA des betreffenden Beines angefertigt werden.

OP

Bei sogenannten Mehretagen-Verschlüssen werden die Gefäßrekonstruktionen grundsätzlich von proximal nach distal durchgeführt. Der Zugang zur abdominellen Aortenrekonstruktion kann transabdominell oder retroperitoneal durchgeführt werden. Die Schnittführung variiert dabei vom medianen Längsschnitt bis zum Querschnitt. Wir bevorzugen beim transabdominellen Vorgehen die mediane Längslaparotomie und eventerieren dabei den Dünndarm nach rechts. Er wird dabei in ein feuchtes Tuch eingewickelt. Nach der Inzision der Retroperitoneums können die Aorta vom Pankreasunterrand bis zur Bifurkation und die Iliakalgefäße dargestellt werden. Retroperitoneal wird von links der Peritonealsack einschließlich der linken Niere vollständig mobilisiert. Auf diese Weise kann man die linke Arteria iliaca und die distale Aorta bis über die linke Nierenarterie gut exponieren. Dabei wird der Plexushypogastricus, auf der infrarenalen Aorta gelegen, geschont. Dieses Verfahren hat bei Männern postoperativ signifikant weniger Ejakulationsstörungen zur Folge.

Folgende Rekonstruktionsverfahren sind im Bereich der abdominellen Aorta möglich:

Bypassverfahren

Als Standardverfahren bei aortoiliakalen Verschlüssen hat sich der aortobifemorale oder -iliakale Bypass als sogenannte Y-Prothese bewährt, entsprechend den arteriosklerotischen Veränderungen der Beckenetage.

Eine gestrickte Dacronprothese wird, falls sie nicht beschichtet bzw. primär dicht ist, mit Patientenblut getränkt. Somit werden die Poren geschlossen, d.h., die Prothese wird geclottet. Dann wird der kurz zurück geschnittene Stamm End/Seit in das unmittelbar infrarenal gelegene Segment der Aorta implantiert. Als Nahtmaterial für die aortale Anastomose nehmen wir je nach Beschaffenheit der Aortenwand 3 x 0 oder 4 x 0 Prolene. Eine hämodynamisch günstigere End/End-Anastomose empfiehlt sich nur beim vollständigen Aortenverschluß. Die Aorta kann ganz oder nur teilweise ausgeklemmt werden. Letzteres gelingt bei starker Wandverkalkung nicht immer.

Bei End/End-Anastomosen muß das distale Aortenende sicher mit 3x0 Polypropylene verschlossen werden. Die beiden Prothesenschenkel werden dann retroperitoneal bis in beide Leisten durchgezogen und die distalen Anastomosen End/Seit an den betreffenden anschlußfähigen Arterien in der Regel mit 5 x 0 Prolene angefertigt. Bei diesem Verfahren kann die Arteria mesenterica in der Regel verschont werden. Die beiden Prothesenschenkel sind retroperitoneal so durchzuziehen, daß sie die Ureteren unterkreuzen und dabei nicht torquiert werden. Anschließend wird die Prothese mit dem Retroperitonealgewebe gedeckt. Die Prothese darf niemals frei im Abdomen liegen. Ein sehr hoher Aortenverschluß, der bis zum Abgang der Nierenarterien reicht, erfordert ein suprarenales Klemmen der Aorta und beider Nierenarterien. Nach der Desobliteration des juxtarenalen Aortenanteils wird die Klemme infrarenal gesetzt und beide Nierenarterien wieder freigegeben. Danach wird die Prothese in den desobliterierten infrarenalen Aortenanteil implantiert (siehe Abb. 7).

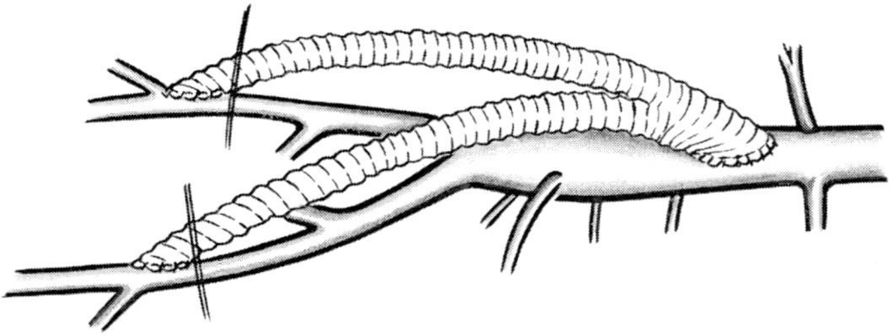

Abb. 7 Aortobifemoraler Bypass bei AVK vom Beckentyp

Endarterektomie

Als Alternative, wenn man von der Implantation von Fremdmaterial absehen möchte, bietet sich die Endarterektomie, d.h. die Ausschälung der Aorta und der Iliakalarterien an. Dabei müssen die Gefäße weitgehend freipräpariert werden, was ein größeres Operationstrauma beinhaltet. Falls eine gute Ausschälebene in den Leisten gewonnen wird, kann der Intimazylinder der Iliakalarterien auch retrograd mit dem Ringstripper entfernt werden. Die Aorta wird offen desobliteriert. Dabei kann es zu stärkeren Blutungen aus den Lumbalarterien kommen, so daß der Einsatz eines Cell-Savers unbedingt erforderlich ist. Der Verschluß der Arteriotomie erfolgt in der Regel mit Kunststoff-Patches, in der Leiste mit Venenpatches. Diese Methode ist eigentlich mehr für segmentäre Verschlüsse geeignet.

Komplikationen

Bei einer intraoperativen Verletzung des Darmes, insbesondere des Dickdarmes mit Austritt vom Darminhalt, muß der Defekt durch Übernähung verschlossen werden und der Eingriff abgebrochen werden, da die Implantation einer Kunststoff-Prothese in kontaminiertes OP-Gebiet nicht ratsam ist. Ein versehentlich durchtrennter Ureter kann über einen eingeführten Doppel-J-Katheter wieder End/End mit 6 x 0 Catgut genäht werden. Als Spätkomplikationen sind Ureterstenosen bekannt, die eine endoskopische Schienung des Ureters und gegebenenfalls seine operative Freilegung erforderlich machen. Nahtaneurysmen treten bevorzugt in den Leisten auf. Sie thrombosieren oft und können dadurch einen akuten Verschluß bewirken. Simultaneingriffe wie das Überbrücken von Gefäßstenosen an den Viszeralgefäßen und den Nierenarterien sind üblich bzw. erforderlich. Die gleichzeitige Operation eines Gallenblasenleidens, einer Appendektomie oder eine Kolonresektion wegen eines Tumors wird generell wegen der damit deutlich erhöhten Morbidität nicht empfohlen. Die OP-Letalität wird je nach dem Risiko der Begleiterkrankungen mit 2 bis 5% angegeben.

Die periphere arterielle Verschlußkrankheit

B. Hofman

Allgemein

Die Indikation zur Behandlung einer Stenose oder eines Verschlusses im Bereich des Beckens oder einer unteren Extremität ist vom Stadium der Erkrankung abhängig. Der Schweregrad der Durchblutungsstörungen wird nach Fontaine eingeteilt.

Schweregrad der Durchblutungsinsuffizienz (nach Fontaine, 1954)

1. Stadium	I	Voll kompensiert (der Patient ist beschwerdefrei)
2. Stadium	II	Belastungsinsuffizienz (Claudicatio intermittens)
– Stadium	II a	Schmerzfreie Gehstrecke über 200 m
– Stadium	II b	Schmerzfreie Gehstrecke unter 200 m
3. Stadium	III	Dauerinsuffizienz (Ruheschmerz)
4. Stadium	IV	Manifester anoxischer Gewebsschaden (Nekrose, Ulkus)

Indikation

Die Langzeitresultate der Gefäßchirurgie werden durch das Fortbestehen bzw. die Progredienz der Grunderkrankung maßgeblich bestimmt. Durch konservative oder interventionelle Behandlungsmethoden wird der Operationszeitpunkt hinausgezögert bzw. wird die Operation ganz überflüssig gemacht.

Die Notwendigkeit zur Operation ist im wesentlichen vom Stadium der Erkrankung, also von den Beschwerden und den klinischen Symptomen abhängig.

- Im Stadium I gibt es keine Indikation zur Operation.
- In den Stadien III und IV besteht immer eine Indikation zur Wiederherstellung der Strombahn.
- Im Stadium II kann man verschiedene relative Indikationen unterscheiden: Die Gehstrecke ist wichtig, aber gesellschaftliche Faktoren, wie Beruf und Hobby, sollten ebenso wie Lebensalter und Allgemeinzustand des Patienten berücksichtigt werden.

Therapiemöglichkeiten

Bei kritischen Stenosen und Verschlüssen der Beckengefäße und der Arteriae femoropoplitea kommen verschiedene Behandlungsmöglichkeiten in Betracht:

- konservative Therapie
- medikamentöse Therapie
- endovaskuläre Rekonstruktionstechniken
- chirurgische Therapie
- Sympatektomie
- Amputation

Konservative Therapie

Die meisten Patienten mit arteriellen Verschlußkrankheiten suchen den Arzt wegen einer schleichend zunehmenden Einschränkung ihrer Leistungsbreite bzw. Gehstrecke auf. Sie klagen über eine Claudicatio intermittens, deren Stellenwert sehr stark von den persönlichen Gewohnheiten und der beruflichen Belastung der Kranken abhängt.

Das therapeutische Regime der chronischen peripheren arteriellen Verschlußkrankheit umfaßt zunächst die Prävention mit der Aufdeckung der Behandlung von Risikofaktoren (Nikotinabstinenz, Gewichtsreduktion, Hypertonie, Diabetes mellitus, Hyperlipoproteinämie).

Die Basisbehandlung der Claudicatio intermittens (Stadium I und II) ist das Intervall-Gehtraining; hierdurch kommt es zu einer Redistribution des Blutangebotes zugunsten minderperfundierter Muskelregionen und einer Zunahme der Kollateraldurchblutung.

Die Frühstadien zeigen die besten Voraussetzungen für einen guten therapeutischen Erfolg bei konservativer Therapie.

Medikamentöse Therapie

Erythrozytenverformbarkeit

Einige oral zu verabreichende Medikamente wie beispielsweise Pentoxifyllin (Trental), Naftidrofuryl (Dusodril) beanspruchen – wahrscheinlich zu Recht –, die Erythrozytenverformbarkeit zu erhöhen und damit deren Fließeigenschaft zu verbessern.

Prostaglandin E1

Eine medikamentöse Therapie des AVK ist indiziert zur Prophylaxe der Progression der Erkrankung, als begleitende Therapie bei und nach Katheterangioplastie sowie in den Fällen, in denen eine Revaskularisierung nicht möglich ist oder nicht zu einem ausreichenden Erfolg geführt hat.

Für diese Patienten kommt heute bevorzugt eine Therapie mit Prostaglandin E1 in Frage:

- intraarterielle Applikation 5 g über 60 Minuten / ein- bis zweimal täglich
- intravenöse Applikation 2 x 40 g über zwei Stunden

Nebenwirkungen: Übelkeit, Erbrechen, Kopfschmerzen, Flush, Venenreizungen, Schmerzen.

Die klinischen Ergebnisse zeigen, daß die Amputation in Stadium 3 und 4 kurzfristig abgewendet werden kann, eine signifikante Reduktion der Ruheschmerzen zu verzeichnen ist und trophische Störungen zur Abheilung gelangen können.

In den fortgeschrittenen Stadien mit Einschränkung der Gehstrecke und bei Zeichen der Dekompensation der peripheren Durchblutung bereits unter Ruhebedingungen (Stadium 3 und 4) sind lumeneröffnende (revaskularisierende) Maßnahmen angezeigt.

Endovaskuläre Rekonstruktionstechniken

Perkutane transluminale Angioplastie (PTA)

Die perkutane transluminale Angioplastie, von *Dotter* und *Judkins* bereits 1964 als Gefäßbougierung in die Therapie eingeführt, hat sich erst, dank der ingeniösen Modifikation als Ballonkatheterverfahren durch *Grüntzig,* in den siebziger Jahren als Therapieform etabliert. Verbesserungen in Technik und Materialien erweitern ständig die Anwendungsmöglichkeiten der Methode. Die ideale Läsion zur Behandlung mit der PTA ist kurzstreckig, konzentrisch und nicht verkalkt. Hauptindikationsgebiet sind Beckenarterienstenosen mit und ohne zusätzliche periphere Arterienverschlüsse sowie femoropopliteale Stenosen und kurzstreckige (10 cm) femoro-popliteale Verschlüsse.

Methoden

1. Ballon-Katheter-Angioplastie
   - perkutane transluminale Angioplastie (PTA)
   - intraoperative transluminale Angioplastie (ITA)
2. Rotationsangioplastie
   - Atherektomiekatheter nach Simpson (siehe Abb. 1)
   - hochtouriger Rotationskatheter (Kensey-Katheter) 100 000 U/min
   - niedrigtouriger Rotationskatheter (Rotacs-System) 100-200 U/min
   - Rotations-Aspirations-Thrombembolektomie
3. Laserangioplastie (siehe Abb. 2)
   - thermische Laser („Hot-tip")
   - gepulster Laser („Excimer")
4. Thrombolyse/perkutane Thrombembolektomie
   - systemische Lyse/zusätzlich PTA

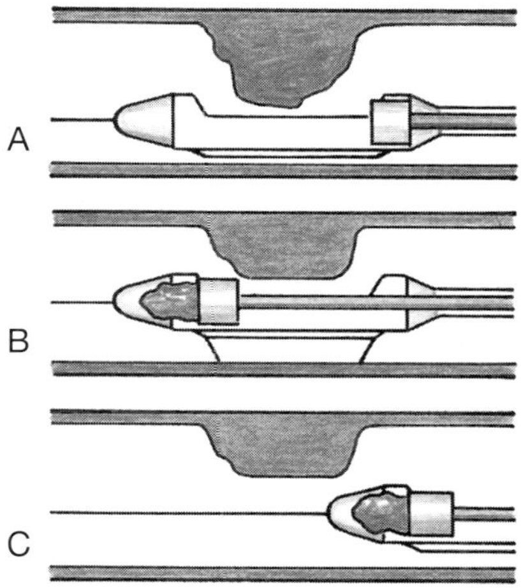

Abb. 1
Schematische Darstellung des Atherektomie-Katheters nach Simpson: Über einer exzentrischen Läsion wird die seitliche Öffnung der Katheterkammer positioniert (A). Das hineinragende Gewebe wird durch Anpressen mit Hilfe des exzentrisch gelagerten Ballons (B) fixiert und durch das rotierende Messer abgetrennt, in der Kammer geborgen und anschließend mit dem Katheter entfernt (C).

   - lokale Katheterlyse/zusätzlich PTA
   - Thrombembolektomie mit Schlingenkörbchen (Dormina-Körbchen)
   - Thrombembolektomie mit Aspirationskatheter
   - Rotations-Aspirations-Thrombembolektomie (RAT)
5. Endovaskuläre Metallprothesen (Stent) (siehe Abb. 3)
   - selbstentfaltend (Wallstent)
   - ballonexpandierbar (Strecker- und Palmaz-Stent)

Die Vorteile dieser Methoden liegen in ihrer niedrigen Morbidität und der geringen Belastung des Patienten; selbst hohes Lebensalter stellt keine Kontraindikation dar. Verglichen mit operativen Methoden ist der stationäre Aufenthalt deutlich verkürzt.

Komplikationen

- Mikro- und Makroembolien, diese können über den Dilatationskatheter lysiert werden.
- Nachblutungen an der Punktionsstelle, Gefäßperforationen und Gefäßdissektionen.

Immer häufiger werden jetzt interventionelle Verfahren mit einer operativen Technik kombiniert.

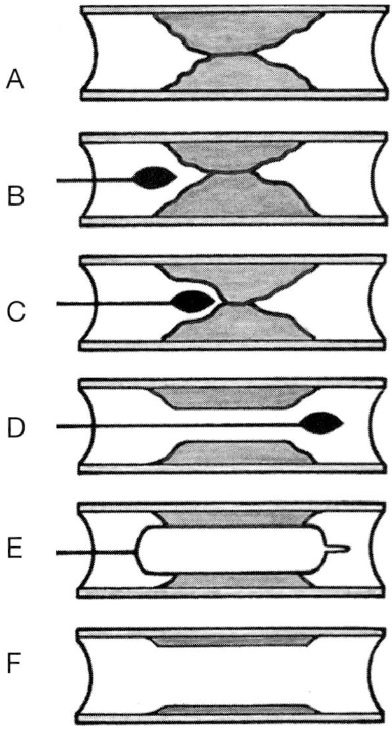

Abb. 2
Schematische Darstellung der thermischen Laserangioplastie. Durch ein komplett okkludiertes Gefäß (A) wird die lasererhitzte Metallsonde (B–C) hindurchgeführt, so daß ein neuer Kanal (D) entsteht, durch den dann ein herkömmlicher Ballonkatheter (E) an die Läsion herangeführt werden kann, um ein ausreichend weites Lumen (F) zu schaffen.

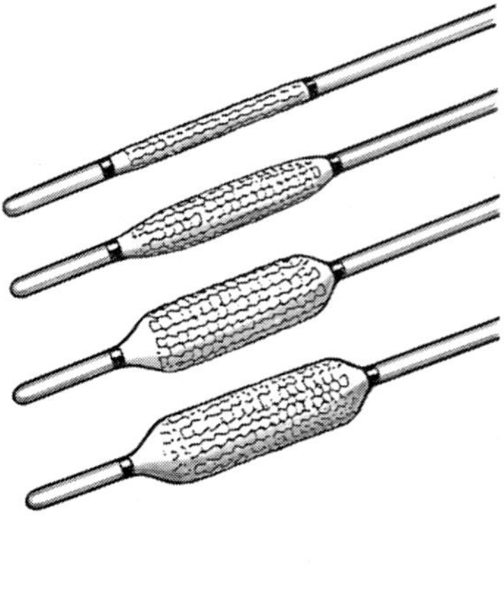

Abb. 3
Strecker-Stent im geschlossenen und entfalteten Zustand (Fa. Boston Scientific Medizintechnik GmbH, W-4010 Hilden).

Chirurgische Therapie

Beckenbereich

Die Wiederherstellungschirurgie der aortoiliakalen Arterien ist durch gute Durchgängigkeitsraten gekennzeichnet. Auch die Langzeitergebnisse sind befriedigend. Doch vor allem nach Einpflanzung einer aortobifemoralen Bifurkationsprothese ist die Frequenz der frühen und späten Komplikationen sehr hoch (siehe Tab. 1).

Die richtige Vorbereitung des Patienten, die Wahl des operativen Zugangsweges, eine schonende Freilegung der Gefäße, die adäquate Wahl des Rekonstruktionsverfahrens und des Rekonstruktionsmaterials und die sorgfältige postoperative Überwachung und Behandlung sind Faktoren, die dazu beitragen können, die Zahl dieser Komplikationen zu reduzieren.

Angesichts dieser Tatsache kann man sich nur wundern, daß die Implantation einer aortobifemoralen Prothese als eine Art Standardoperation bei allen oder fast allen Verschlußformen im aortoiliakalen Bereich angewandt wird.

Einseitige iliakale Verschlußprozesse

Eine einseitige Stenose der Arteria iliaca communis kann in den meisten Fällen durch PTA behandelt werden. Die chirurgische Behandlung ist die offene Endarterektomie mit Kunststoffstreifenplastil. Die Arteria iliaca externa ist eine der wenigen Arterien, die für eine halbgeschlossene Endarterektomie in Betracht kommen. Eine verschlossene Arteria iliaca externa kann auch mit einem Kunststoff-Bypass überbrückt werden.

Bei Verschlüssen der ganzen Arteria iliaca bieten sich drei Alternativen an (siehe Abb. 4):

- die Endarterektomie
- die anatomische Umgehungsoperation
- das gekreuzte Bypass-Verfahren

Frühe Komplikationen und Folgezustände	*Prozent*
Op.-und Krankenhausletalität	0,2–13,2
Herzinfarkt	5,0–15,0
Respiratorische Insuffizienz	5,0–19,0
Niereninsuffizienz	1,0–13,0
Postoperative Blutung	2,0– 8,0
Peripherer thomboemb. Verschluß	3,0– 6,0
Bypass-Verschluß	1,0–12,0
Ischämische Colitis	1,0– 6,0
Protheseninfektion	1,0– 5,0
Wundinfektion	1,0– 9,0
Wunddehiszenz	2,0– 5,0
Mechan./paral.Ileus	1,0– 6,0
Sonstige gastrointestinale Komplikationen	1,0– 4,0
Ischämische Glutäalnekrose/Decubitus	1,0– 4,0
Ureterläsion	0,3– 3,0
Sonstige urogenitale Komplikationen	2,0– 6,0
Störungen der Sexualfunktion	20,0–63,0
Chylascos	0,2– 2,0
(Para)plegie	0– 2,6
Sonstige neurologische Komplikationen	0,5– 2,0
Späte Komplikationen und Folgezustände	
Später Bypass-Verschluß (10 J.)	12,0–25,0
Späte Infektion	1,0– 4,0
Anastomoseaneurysma	4,0–33,0
Aortointestineale Fistel	1,0– 4,0
Narbenbruch	3,0– 7,0
Ureterstrinktur	2,0– 4,0
Chronische urogenitale Infektion	1,0– 5,0
Protesendegeneration	1,0– 3,0

Tab. 1
Frühe und späte Komplikationen und Folgezustände nach aortoiliakaler Rekonstruktion mit Bifurkationsprothese, nach Angaben der Literatur

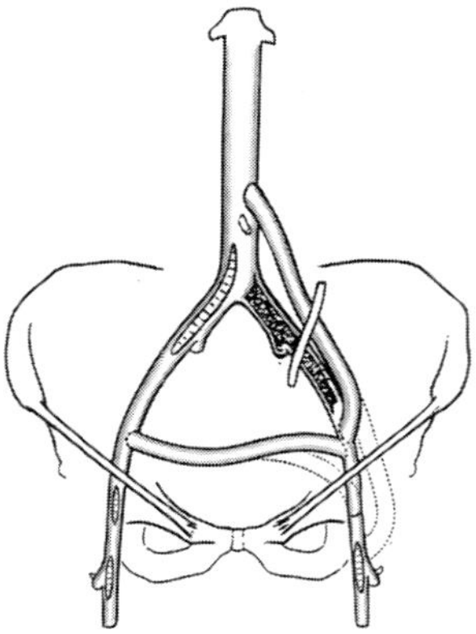

Abb. 4
Methoden zur Wiederherstellung eines einseitigen Verschlusses der Arteria iliaca communis und externa: 1. Kombination von halbgeschlossener und offener Endarteriektomie (A, B, C). 2. Anatomischer Bypass zwischen Aorta und Arteria femoralis communis (D) oder zwischen Aorta und distaler Arteria iliaca externa (E) mit TEA der Arteria femoralis communis (F). 3. Gekreuzter Bypass zwischen distaler Arteria iliaca externa der Gegenseite und Arteria femoralis communis (G) oder distaler Arteria iliaca externa (H) der Verschlußseite.

Die Endarterektomie

Sie ist zeitlich aufwendiger als die anderen Verfahren. Häufig wird eine halbgeschlossene Endarterektomie der Arteria iliaca externa mit einer offenen Ausschälung der Arteria iliaca communis kombiniert.

Die anatomische Umgehungsoperation

Ein anatomischer Bypass (Dacron oder PTFE) wird kranial an die Bauchaorta oberhalb des Arteria-mesenterica-inferior-Abganges anatomosiert. Die Prothese wird retroperitoneal und hinter dem Leistenband durchgezogen und End-zu-Seit mit der Arteria femoralis communis angeschlossen.

Das gekreuzte Bypass-Verfahren (Cross-over)

Dieses Verfahren kommt bei Risikopatienten in Betracht. Als Spenderarterie stehen die Arteria femoralis oder die Arteria iliaca externa der Gegenseite zur Verfügung. Der Bypass wird suprapubisch zur erkrankten Seite dürchgezogen und mit der Arteria femoralis oder Arteria iliaca externa anatomosiert.

Bilaterale aortoiliakale Verschlußprozesse

Die aortobiiliakale/femorale Überbrückung mit einer Bifurkationsprothese ist zweifellos das einfachste und kürzeste Verfahren (siehe Abb. 5).

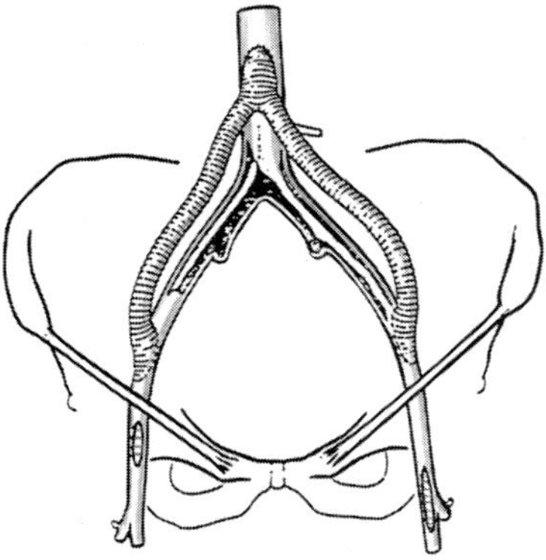

Abb. 5
Beidseitiger langstreckiger aortoiliakaler Verschlußprozeß, behandelt mit Bifurkationsbypass-Prothese mit distalem suprainguinalem Anschluß.

Extremitäten

Thrombendarterektomie (TEA) der Arteria femoralis

Methode der Wahl, wenn:
1. leichte Ausschälbarkeit, Auffinden einer geeigneten Dissektionsebene
2. gute Ausflußbahn, wenigstens zwei offene Unterschenkelarterien
3. Möglichkeit der intraoperativen Lumenkontrolle (Arteriografie, Skopie)

Profundaplastik

Der Verschluß der Arteria femoralis superficialis wird mit ca. 40% bei den obliterierenden Gefäßprozessen der unteren Extremitäten beobachtet. Sofern dieser Prozeß auf die Arteria femoralis superficialis beschränkt bleibt und chronisch entstanden ist, liegt in der Regel aufgrund günstiger anatomischer Voraussetzungen, in Form von Kollateralen, ein kompensiertes Stadium der Durchblutungsstörung vor. Das noch offene Empfängersegment der Oberschenkelschlagader, der Übergang der distalen Arteria femoralis superficialis zum Anfangsteil der Arteria poplitea ermöglicht den Einstrom der Kollateralgefäße der Arteria profunda femoris. Der so entstandene „natürliche Bypass“ gewährt in der Regel eine limitierte Gehstrecke.

Eine Operation ist heutzutage nach Kenntnis des Spontan- und Langzeitverlaufs femoro-poplitealer Überbrückung unter dieser Vorgabe nicht angezeigt. Sollte der Einstrom in den Hauptstamm der Arteria profunda femoris durch eine Stenosierung begrenzt sein, ist hier auch bei Gehstrecken von mehr als 200 m eine Profundaplastik wegen exzellenter Langzeitergebnisse anzustreben.

Femoropopliteraler/femorokruraler Bypass

Femoropopliteraler Bypass

Reicht der Verschlußprozeß über die Arteria femoralis superficialis hinaus und schließt das Empfängersegment der Profundakollateralen mit ein, ist die Indikation für einen femoropoplitealen Bypass gegeben.

Einleitung in die Popliteasegmente P1–P2–P3

P1 Proximales Segment
reicht vom Adduktorenschlitz bis zum Gastrocnemiustunnel. Die Bewegung des Kniegelenkes geht mit einer erheblichen mechanischen Beanspruchung dieses Gefäßabschnittes einher (Längsdehnung).

P2 Mittleres Segment
liegt im Bereich des Gastrocnemiustunnels, also unmittelbar dorsal des Kniegelenkspaltes.

P3 Distales Segment
reicht vom Endes des Gastrocnemiustunnels bis zum Soleusbogen. Liegt distal des Gelenkspaltes. Die Arterie ist nur selten von Verschlußprozessen betroffen.

Femorokruraler Bypass

Schließt der Verschlußprozeß die Endstrecke der Arteria poplitea, die Trifurkation des Unterschenkels und einzelne Unterschenkelarterien ein, wird bei einem Stadium 3 und 4 eine langstreckige femorokrurale Überbrückung zur Beinerhaltung in Betracht gezogen. Die distale Anastomose wird distal des Soleusbogens angelegt, entweder auf den Truncus tibiofibularis, die Arteria tibialis posterior, die Arteria tibialis anterior oder die Arteria fibularis.

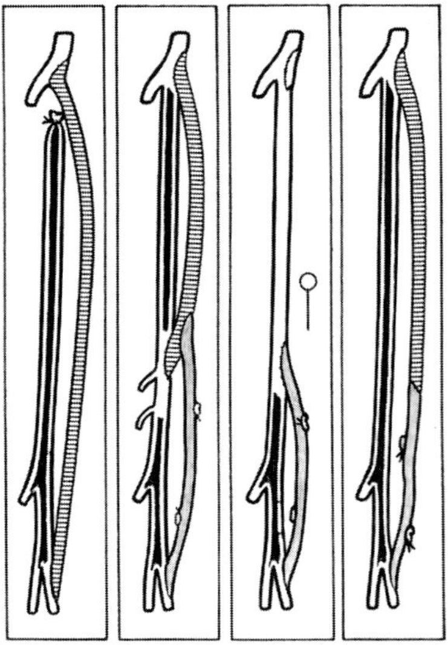

Abb. 6
Verfahrenswahl zum femoro-kruralen Bypass: Femoro-kruraler Mono-Bypass aus Kunststoff oder Vene (A). Femoro-popliteo-kruraler Jump-Graft: proximaler Bypass-Anteil kann mit Prothesenmaterial hergestellt werden (B). Offene und halbgeschlossene TEA der Arteria femoralis superficialis mit kruralem Venen-Bypass (C). Femoro-kruraler Composite-Bypass mit End-zu-End-Anastomose zwischen Prothese und Vene (D).

Technisch sind grundsätzlich vier Bypassverfahren zu nennen:

- Autologer Venenbypass
  mit der Vena saphena magna aus demselben Bein.
- In-situ-Bypass
  Hierbei wird die Vena saphena magna als Umgehungsgefäß in situ belassen, ihr oberes und unteres Ende mobilisiert und End-zu-Seit mit der Begleitarterie anastomosiert. Dabei ist es notwendig, die Seitenäste zu ligieren und die Venenklappen auszuschalten.
- Alloplastischer Bypass
  mit PTFE (Gore-Tex, Impra) oder Dacronprothesen; wird bei Fehlen eines geeigneten Venentransplantats oder bei Korrektur von Rezidivverschlüssen bevorzugt.
- Kombinierte Transplantate (siehe Abb. 6)
  sind der Composite-graft, der Hitch-hike-graft und der Sequential-graft.

Sympathektomie

Die operative Sympathektomie wird immer mehr durch die CT-gesteuerte Sympathektomie verdrängt. Im Computer-Tomographen (CT) ist es heute möglich, millimetergenau den Sympathikus im Lumbalbereich aufzusuchen und mit Alkoholinjektion bleibend auszuschalten. Die Ergebnisse sind denen der operativen Maßnahmen nicht nur ebenbürtig, sondern deutlich überlegen. Der Patient wird im Gegensatz zur Operation durch diesen Eingriff nur wenig belastet; bei Versagen der Technik kann der Eingriff mühelos wiederholt werden. Die stationäre Liegezeit ist kurz. Die Indikationen zur Sympathektomie sind wegen häufig fehlender Langzeiterfolge umstritten.

1. Periphere AVK (Stadium IIb bis IV) ohne Revaskularisationsmöglichkeit
2. Rekonstruktive chirurgische Eingriffe bei schlechter Ausflußbahn
3. Endangitis obliterans
4. Spastische Gefäßerkrankungen (z.B. Raynaud-Syndrom)
5. Fibromuskuläre Dysplasie
6. Kausalgien
7. Hyperhidrosis pedis bzw. perinealis
8. M. Sudeck

Altersgrenzen existieren nicht. Schwere Gerinnungsstörungen und ausgedehnte gangränöse Veränderungen sind als Kontraindikationen anzusehen.

Amputation

Ziel von Amputationen in der Gefäßchirurgie ist, den in ihrer Leistungsfähigkeit eingeschränkten Patienten durch eine prothetische Versorgung wieder Voraussetzungen für eine möglichst ungehinderte Gehfähigkeit zu schaffen. Distale Amputationshöhen bieten bei der prothetischen Versorgung gegenüber einer Oberschenkelamputation erhebliche Vorteile.

Indikation

- ein nicht mehr beeinflußbarer Ruheschmerz
- eine fortschreitende Infektion.

Vor jeder Amputation soll durch eine aktuelle angiografische Kontrolle geklärt werden, ob ein gefäßrekonstruktiver Eingriff noch möglich und sinnvoll ist. Eine Ausnahme stellen Notamputationen einer avitalen Extremität dar, die eine unmittelbare Bedrohung des Organismus darstellt. Der entscheidende Parameter für die Operationshöhe ist das Maß der Perfusion an der Amputationsstelle. Sie muß durch aktuelle intraoperative Beobachtung der Restdurchblutung an der Amputationsstelle überprüft werden.

Indikationen zur Angioplastie (PTA) und Katheterlyse (LTL) aus gefäßchirurgischer Sicht

K. Felten

Methode

Seitdem *Dotter* und *Grüntzig* die perkutane Angioplastie (PTA) entwickelt haben, wird diese Technik heute vor allem von Radiologen durchgeführt. Die Standardtechnik der Ballondialation wurde zunächst durch weitere Katheterverfahren ergänzt:

- lokale Katherlyse von *Hess*
- Thrombus- oder Embolus-Aspiration von *Start*

In letzter Zeit kamen noch neuere, „invasivere" perkutane Katheterverfahren hinzu, um die Revaskularisation auch bei längerstreckigen Gefäßverschlüssen zu ermöglichen:

- kathetergeführte Laserapplikation
- Atherektomiekatheter
- Katheter mit implantierbaren Endoprothesen (Stents)
- intravaskuläre Ultraschallsonographie
- Angioskopie

Ziel der perkutanen Katheterverfahren ist, das Behandlungsspektrum der peripheren arteriellen Verschlußkrankheit möglichst unter ambulanten Bedingungen zu erweitern, also eine sinnvolle Alternative zwischen der stationären gefäßchirurgischen Behandlung und der konservativen Therapie herzustellen.

Die perkutane transluminale Angioplastie (PTA) ist die reine mechanische Dehnung der Gefäßwand und gleichzeitige Verdrängung und Umverteilung des obstruierenden Materials in der Gefäßwand durch eine kontrollierte Expansion des Ballons. Die einfache Ballondilatation kommt trotz der Vielfalt neuer Katheterverfahren unverändert häufig zum Einsatz und stellt wahrscheinlich das Behandlungsprinzip dar, das die wenigsten Kosten verursacht. Wenn auch die Offenheitsrate der mittels PTA behandelten Gefäße auf Dauer geringer ist, so kann doch eine gefäßchirurgische Rekonstruktion zunächst aufgeschoben werden.

Bei der lokalen Katheterlyse (LTL) werden Plasminaktivatoren (Streptokinase Sk, Urokinase Uk, Gewebsplasminogenaktivatoren rtPA) lokal in hohen Konzentrationen, aber in nur geringen Gesamtdosen, mittels Katheter in den Thrombus appliziert und zeigen lokal eine hohe Lyseaktivität. Die lokale Lyse kann durch die perkutane Aspirations-Thrombembolektomie ergänzt werden, indem der zerfallende Thrombus abgesaugt wird.

Aus gefäßchirurgischer Sicht sind beiden Katheterverfahren natürliche Grenzen gesetzt, die jedoch von der Routine und Geschicklichkeit des Anwenders abhängig sind:

- Lokalisation der Stenose
- Länge der Stenose
- Art des stenosierenden Materials

Indikationen

Perkutane Angioplastie

Im Iliakalbereich sind kurzstreckige Stenosen und Verschlüsse der PTA gut zugänglich und zeigen auch dort die besten Ergebnisse. Längerstreckige Verschlüsse der Beckenarterien lassen sich wegen der oft extremen Verkalkungen nicht mittels Katheterverfahren revaskularisieren. Sie sind besser operativ durch Thrombendarterektomie oder Bypass-Chirurgie anzugehen.

Die Femoralisbifurkation ist ebenfalls schlecht für die perkutane Angioplastie geeignet. Hier ist die Stenose oder der Verschluß wegen der unmittelbar daneben liegenden Punktionsstelle oft nicht mit dem Führungsdraht passierbar, denn für das transluminäre Vorschieben des Führungsdrahtes ist eine bestimmte Gefäßstrecke erforderlich, damit der Katheter eine Richtung bekommt. Stenosen und Verschlüsse der Femoralisbifurkation und Abgangsstenosen der Arteria femoris superficialis und der Arteria profunda femoris sollten chirurgisch „offen“ thrombendarterektomiert werden. Eine vom Abgang an verschlossene Arteria femoris superficialis kann mit einem Führungsdraht nur passiert werden, wenn sehr hoch orthograd punktiert wird. Dies beinhaltet die Gefahr einer schlecht komprimierbaren Nachblutung aus der Punktionsstelle.

Stenosen und Verschlüsse im Verlauf der Arteria femoralis superficialis und Arteria poplitea mit einer Verschlußstrecke bis zu 10 cm stellen die Domäne der perkutanten Angioplastie dar und zeigen gute Ergebnisse.

Mehrere hintereinander liegende Stenosen oder langstreckige Verschlüsse (>10 cm) der Arteria femoris superficialis bringen keine guten Ergebnisse mit reiner PTA-Technik. Hier hat sich das Bypassverfahren gegenüber der PTA bewährt und neuerdings auch die Lasertechnik, mit welcher große Verschlußstrecken im Femoral- und Iliakalbereich rekanalisiert werden können.

Krurale Stenosen und Verschlüsse werden auch von routinierten invasiven Radiologen mit PTA angegangen. Wegen der hohen Rezidivrate hat sich dieses Verfahren jedoch im Unterschenkelbereich noch nicht überall durchsetzen können. Die Bypasschirurgie ist hier immer noch die Therapie der Wahl. Im zweiten Segment der Arteria poplitea sollte man wegen der zahlreichen einmündenden Profundakollateralgefäßen mit einer PTA zurückhaltend sein, da diese Kollateralen durch die Ballondialatation verschlossen werden können. Chronische Verschlüsse oder Stenosen stellen, genauso wie zur gefäßchirurgischen Rekonstruktion im AVK-Stadium 2b, 3 und 4 (nach *Fontaine*), eine Indikation für die PTA dar. Eine zunehmende Routine und die geringe Komplikationsrate erlauben aber auch ein Katheterverfahren im Stadium 2a anzuwenden, um eine Stenose oder einen Verschluß zu beseitigen.

Katheterthrombolyse

Die akute Verschlußsymptomatik stellt die Indikation zur lokalen Katheterthrombolyse dar. Verschlüsse mit relativ wenig Verschluß-

material und kleinem Gefäßlumen sind ideal zu lysieren. Dies ist bei der aktuten peripheren arteriellen Thrombose und Embolie der Fall. Großlumige Gefäße, die reichlich embolisches Verschlußmaterial beinhalten, wie die Arteria iliaca, eignen sich weniger für die lokale Lyse. Diese Verschlüsse sollten gefäßchirurgisch durch Thrombektomie oder Embolektomie behandelt werden, was von der Leiste aus mittels Fogarty-Katheter gut möglich ist. Bei der lokalen Thrombose auf dem Boden einer arteriosklerotischen Wandschädigung verläuft die Organisation des Thrombus langsamer, so daß eine Katheterlyse nach Wochen bis Monaten noch möglich ist. Eine ideale Indikation für die Katheterlyse ist die arterielle Embolie oder Thrombose im Unterschenkelbereich unterhalb des Abgangs der Arteria tibialis anterior.
Thrombosierte Aneurysmen, wie z.B. Popliteaaneurysmen, dürfen auf keinen Fall lysiert werden, ebenso nicht komplette Ischämien, bei denen ein Kompartmentsyndrom droht. Das Risiko einer peripheren Embolisation ist viel zu hoch. Aneurysmen müssen chirurgisch ausgeschaltet werden, und die Gefäßstrecke muß durch ein entsprechendes Interponat rekonstruiert werden. Sind alle gefäßchirurgischen Maßnahmen ausgereizt, kann auch versucht werden, thrombosierte Bypässe zu lysieren, damit die Ausstrombahn wieder eröffnet wird. Dieses Verfahren sollte dann mit der Aspirations-Thrombektomie kombiniert werden.

Ergebnisse

Dilatierte Stenosen in der Beckenetage haben wegen des hohen Blutdurchflusses die beste Prognose. Über 90% sind nach einem Jahr noch offen. Eine Antikoagulation ist selbst nach Stent-Implantation nicht erforderlich. In der Oberschenkeletage beträgt nach PTA die Offenheitsrate nach einem Jahr noch 70%, wobei die kurzstreckigen Stenosen oder Verschlüsse die eindeutig besseren Ergebnisse als die langstreckigen aufweisen. Auf dem Röntgenbild zeigt die PTA gute Ergebnisse mit akzeptablen Reststenosen von ca. 30%. In Wirklichkeit sieht das Lumen vor Ort aber nach PTA nicht besser aus, als nach einer Thrombendarterektomie. Dies läßt sich mit den neuen Angioskopieverfahren gut nachweisen. Multiple Lefzen und Gefäßwülste ragen in das Lumen hinein und können Dissektionen verursachen.

Die perkutane Ballondilatation verbessert den Inflow. Während der PTA und der Katheterlyse kommt es aber in 1 bis 5% zur peripheren Mikroembolisation. Die meisten dieser Embolien sind asymptomatisch. Langfristig kann sie jedoch bei den Patienten zu einer Verlegung der Ausstrombahn führen. Eine Blutung bzw. ein Aneurysma spurium tritt in 2% der Fälle auf. Sofern sie nicht durch gezielte Kompression, wenn möglich unter Ultraschall, beseitigt werden können, muß die Punktionsstelle operativ verschlossen werden. Gefährlich sind die verdeckten retroperitonealen Blutungen bei adipösen Patienten, wenn orthograd hoch punktiert werden muß. In solchen Fällen kann die Einblutung in das umgebende Gewebe so stark sein, daß ein transfusionspflichtiger Volumenmangelschock auftreten kann.

Die Ergebnisse der Gefäßchirurgie sind mit der PTA im iliakalen Bereich vergleichbar. Nach fünf Jahren sind über 80% der Gefäßrekonstruktionen im Beckenbereich noch offen. Die femoro-poplitealen Rekonstruktionen zeigen je nach Länge und Material (Vene oder Kunststoff) des Bypasses eine Offenheitsrate von 50 bis 70% nach fünf Jahren. Femoro-krurale Bypässe liegen etwas darunter. Beide Kollektive, PTA- und Bypasspatienten, können wegen der unterschiedlichen Verschlußmorbidität nicht ohne weiteres miteinander verglichen werden.

Beurteilung

Die Kathetertechniken, die vom Patienten eher akzeptiert werden als eine OP, beeindrucken durch folgende Vorteile:
- geringere Belastung für den Patienten
- keine Narkose erforderlich
- keine größeren Hautinzisionen
- Rekonstruktion der originären Strombahn
- mehrfache Wiederholung der Verfahren möglich
- bei Versagen des Verfahrens ist eine OP jederzeit möglich.

Die Nachteile der Kathetertechniken sind hauptsächlich bedingt durch ein Versagen der Methode und durch die Komplikationen:
- die Stenose oder der Verschluß ist unpassierbar

- die Lokalisation der Stenose läßt keine PTA zu
- wegen Kunststoffgefäßimplantaten kann nicht punktiert werden
- Dissektion im dilatierten Gefäßabschnitt mit frühzeitigem thrombotischen Verschluß
- periphere Embolisation (1 bis 5%) mit Verlegung der Ausstrombahn
- Blutung oder Aneurysma spurium im Punktionsbereich (2%)
- AV-Fistel (0,4%)
- Nervenläsionen
- stundenlange Dauer einer Katheterlyse (Die Patienten müssen entweder so lange auf dem Röntgentisch liegen oder mehrfach umgelagert werden.)
- geringere Offenheitsrate.

Die Vorteile der gefäßchirurgischen Therapie sind:

- Implantation eines Bypasses unabhängig von der Art und Lokalisation des Verschlusses oder der Stenose
- Dissektionen sind extrem selten
- höhere Offenheitsrate nach fünf Jahren.

Nachteilig ist bei der operativen Behandlung die deutlich höhere Komplikationsrate:

- Flußhemmung bei komplizierter Bypassführung durch mehrere Kompartimente
- Bypassthrombose
- Nachblutung
- Nahtaneurysmen
- Nervenläsionen
- Wundinfektionen
- Bypassinfektionen

Schlußfolgerung

Die Kathetertechniken haben mittlerweile ihren festen Platz in der angiologischen Therapie. Amerikanische Studien haben gezeigt, daß ein Anteil der PTA-Patienten von 40% am gesamten angiologischen Patientengut, welches invasiv therapiert werden muß, als optimal anzusehen ist. Im Insel-Spital in Bern rechnete man eine Ersparnis der Gesamtkosten um 60% aus, wenn eine PTA ambulant durchgeführt wird, statt unter stationären Bedingungen zu operieren.

Ideal wäre es, beide Methoden, PTA und OP, miteinander zu kombinieren, um dann Gefäßchirurgie im Sinn einer minimalen invasiven Chirurgie zu betreiben. Dazu wird eine intraoperative digitale Substraktionsangiographie (DSA) benötigt. Die Resultate der Gefäßchirurgie in Kombination mit den Kathetertechniken können durch geringere Traumatisierung des ohnehin schlecht durchbluteten Gewebes verbessert werden. Dies würde jedoch eine deutliche Verlängerung der Operationszeit beinhalten. Die Verweildauer im Krankenhaus könnte vergleichbar mit den anderen Methoden der minimal invasiven Chirurgie verkürzt werden.

Materialien zum Gefäßersatz

K. Felten

Autologe Materialien

Nicht nur die Qualität der chirurgischen Arbeit, sondern auch die Qualität der chirurgischen Materialien bestimmt den Erfolg der gefäßchirurgischen Rekonstruktion. Jahrelange Erfahrungen mit den unterschiedlichsten Gefäßersatzmaterialien zeigten, daß sich die körpereigene Vene mit Abstand am besten zum Gefäßersatz eignet, gefolgt von der Kunststoffgefäßprothese. Andere Gefäßersatzmaterialien sind weniger verfügbar oder weisen eine deutlich höhere Verschlußrate auf und haben sich somit für den klinischen Alltag nicht bewährt.

Autologe Vene

Die autologe, d.h. körpereigene Vene ist das Spendergefäß der Wahl, sowohl in der Gefäß- als auch in der Herzchirurgie. Am besten dafür eignet sich die Vena saphena magna. Sie beginnt an der medialen Fußseite und zieht vorne am Innenknöchel medial am Unter- und Oberschenkel aufwärts. In der Regel liegt die Vene im subkutanen Fettgewebe, kann aber auch am Oberschenkel in seltenen Fällen subfaszial verlaufen. In der Leiste mündet sie am Hiatur saphenus in die Vena femoralis ein. Neben ihr verläuft der Nervus saphenus, welcher bei der Entnahme unbedingt geschont werden muß. Die Vene besitzt Venenklappen, die, sofern sie intakt sind, den Blutfluß richten, d.h., sie lassen nur einen Blutfluß von distal nach proximal zu. Dies ist für die weitere Verwendung der Vene als arterielle Blutleiter wichtig. Die Vena saphena magna kann am einfachsten über einen großen Hautschnitt in ihrem Verlauf komplett freigelegt werden, um sie dann zu entnehmen. Dieses Verfahren hat sich in der

Herzchirurgie durchgesetzt. Wird die Vena saphena magna jedoch als Bypass am gleichen Bein verwendet, kann man die operativen Zugänge zu den Arterien für die Präparation der Vene nutzen. Dann gelingt es meist, den Rest der Vene über kleine Hilfsinzisionen im Bereich großer Seitenäste zu mobilisieren. Die Seitenäste werden distal geclippt und proximal mit nichtresorbierbarem Nahtmaterial der Stärke 3 x 0 oder dünner ligiert. Die entnommene und auf ihre Dichtigkeit überprüfte Vene wird umgedreht und als sogenannter „reversed Venenbypass" zum arteriellen Gefäßersatz gebraucht. Die Venenklappen bleiben dabei intakt und legen sich wegen der umgekehrten Blutflußrichtung an die Venenwand an, ohne ein Hindernis dazustellen. Dabei muß das unterschiedliche Kaliber der Vene an ihren beiden Enden berücksichtigt werden. Am Hiatus hat die Vena saphena magna einen Lumendurchmesser von 5 bis 7 mm und am distalen Unterschenkel nur noch 2 bis 3 mm. Beim „reversed Venenbypass" hat man also das kleinere Lumen am arteriellen Zustrom und das größere an der distalen Anastomose, wobei dann eine erhebliche Kaliberdifferenz zu der zu anastomosierenden Unterschenkelarterie besteht. Liegt zusätzlich noch eine dilatative Veränderung der Vena saphena magna in Form einer geringgradig ausgeprägten Varikose vor, ist die Lumendifferenz noch größer. Lokal begrenzte variköse Aussackungen müssen durch Naht gerafft werden, da es sonst zu Turbulenzen mit wandständiger Thrombosierung kommen kann.

Große Kalibersprünge an den Anastomosen können vermieden werden, wenn man die Verlaufsrichtung der Vene beibehält. Dies geschieht beim sogenannten „In-situ-Venenbypass". Die Vene bleibt dabei im Subkutangewebe liegen. Lediglich die Abgänge der Seitenäste müssen freigelegt und ligiert oder geclippt werden, sofern der Verschluß der Seitenäste noch nicht endoskopisch möglich ist. Das proximale und distale Ende müssen über eine kurze Strecke mobilisiert werden, um die Anastomosen zu erstellen. Dabei müssen die Venenklappen zerstört werden. Dies kann endoskopisch unter Sicht mit bestimmten Klappenscheren oder Messern erfolgen oder nach Fertigstellung der proximalen Anastomose mit Hilfe sogenannter Klappenstripper, welche es aus Kunststoff zum Einmalgebrauch oder aus Metall mit der Möglichkeit der Sterilisation gibt. Die Klappen müssen dabei vollständig zerstört werden, sonst sind sie Ursache für eine postoperative Frühthrombosierung. Als intraoperative Kontrollmöglichkeit für die vollständige Klappenzerstörung dienen die Angioskopie, die Angiographie und die Flußmessung. Nach einem solchen Klappenstripping kann die Vena saphena magna auch als sogenannter „non-reversed“ orthotoper Bypass verwendet werden. Dieses Verfahren eignet sich besonders bei weit distal gelegenen Bypässen.

Bei der Entnahme der Vene sollte unbedingt ein starker Zug an der Vene vermieden werden. Nicht nur, daß dadurch eine empfindliche Vene zerreißen kann, viel häufiger kommt es zu unbemerkten Intimaläsionen, die Grund für den frühen postoperativen Verschluß sind. Stark variköse Venen und rekanalisierte Venen nach Phlebothrombose dürfen nicht als Bypass Verwendung finden. Sollte keine Vena saphena magna zur Verfügung stehen, kann auf die Vena saphena parva zurückgegriffen werden. Sie verläuft vom lateralen Fußrand subkutan über die Unterschenkelrückseite, tritt dann durch die Faszie und mündet in die Vena saphena magna ein. Sie ist etwa von gleicher Qualität wie die Vena poplitea, nur nicht so lang. Als weitere körpereigene Spendervenen stehen noch die subkutanen großen Armvenen, die Vena basilica und die Vena cephalica zur Verfügung. Sie neigen jedoch nach ihrer Arterialisation oft zur Dilatation und werden deshalb nur selten verwendet. Selbst die Vena femoralis superficialis findet als Bypassvene Verwendung, ohne daß wesentliche Blutrückflußstörungen am Bein auftreten.

Die Entnahme der Vena saphena magna verursacht bis auf eine etwa drei Monate anhaltende Schwellungsneigung des Beines keinerlei Beschwerden, solange der Nervus saphenus intakt geblieben ist. Eine Beschädigung des Nervus peroneus bei der Präparation der Vena saphena parva hat ein sehr unangenehmes Taubheitsgefühl im Fersenbereich zur Folge, welches die Patienten nicht so schnell ignorieren können.

Autologe Patches

Sind zur Gefäßrekonstruktion, z.B. Arteria carotis, Arteria femoralis, Arteria profunda femoralis, Venenpatches erforderlich, empfiehlt sich, je nach Beschaffenheit der Venen, die Entnahme von

Seitenästen der Vena saphena magna, oder ein Teil der Vena saphena magna so weit peripher wie möglich zu entnehmen. Die proximale Vena saphena magna sollte nicht für einen Patch geopfert werden. Der distale Teil kann danach obliterieren und für weitere gefäßchirurgische Maßnahmen nicht mehr zur Verfügung stehen.

Autologe Arterien

Die Verwendung von autologem Arterienmaterial bildet eher eine Ausnahme. Müssen größere Gefäße wie z.B. die Arteria iliaca durch autologes Material ersetzt werden, so bietet sich die gegenseitige Arteria iliaca als Spendergefäß an, die dann durch ein Kunststoffinterponat ersetzt werden kann.

Eine vollständig obliterierte Arteria femoralis superficialis kann entnommen werden und dann mit dem Ringstripper geschlossen desobliteriert werden oder bei kurzen Segmenten durch Eversionsendatrektomie. Man erhält auf diese Weise einen ausreichend stabilen Adventitiaschlauch, dessen innerste Schicht die Lamina elastica externa oder sogar interna bildet. Dieser Gefäßersatz kann in der Leiste zur Profundarevaskularisation verwendet werden, wenn prekäre Wundverhältnisse die Implantation von Kunststoff nicht zulassen. Die wichtigste autologe Arterie, welche als Bypass regelmäßig Verwendung findet, ist die Arteria thoracica interna bzw. Arteria mammaria interna sinister. Sie dient in Form eines gestielten Transplantates als Bypass für die Herzkranzgefäße (meist die LAD), kann aber ebenso wie die rechte Arteria thoracica interna auch als freies Transplantat verwendet werden. Dies gilt auch für die Arteria lienalis und Arteria gastroepiploica. Die Arteria lienalis kann am oberen Pankreasrand gestielt werden und als Bypass zur linken Arteria renalis bei Nierenarterienstenose dienen sowie in Form eines freien Transplantates als koronarer Bypass.

Homologer Gefäßersatz

Homologe Gefäße, d.h. Venen und Arterien von verstorbenen Patienten, könnten in ausreichender Menge zur Verfügung stehen. Wegen den lokalen Spätkomplikationen, wie progrediente Verkalkung des Transplantates mit anschließender Thrombosierung oder dilatative Veränderungen mit Aneurysmen und Rupturen, hat sich die Entwicklung des homologen Gefäßersatzes nicht durchsetzen können. Das kryokonservierte homologe Vena-saphena-magna-Transplantat wurde als koronarer Bypass und peripherer Bypass am Bein bei ausgesuchten Patienten eingesetzt. Immunologische Abstoßungsreaktionen wurden bei Beachtung der ABO-Kompatibilität nicht gefunden. Die Ergebnisse nach einem Jahr waren zufriedenstellend. Ein bekanntes homologes Transplantat ist die „Dardick-Prothese", eine homologe Nabelschnurvene, denaturiert und mit einem Dacronnetz umhüllt. Da diese Prothese nur in einer 50%igen Alkohollösung geliefert wird, muß sie vor der Implantation ausreichend mit physiologischer Kochsalzlösung gespült werden. Man verwendet diese Prothese heute noch für femorokrurale Bypässe, wenn keine autologe Vene vorhanden ist. Der zweischichtige Wandaufbau der Vene erfordert eine diffizile Anastomosentechnik.

Heterologer Gefäßersatz

Die Verwendung von sogenannten „Bovine grafts" d.h. Arterien, die hauptsächlich von Kälbern und Rindern gewonnen werden, ist heute eher selten. In der Herzchirurgie werden bei fehlendem autologen Gefäßmaterial die Arterie mammaria vom Kalb oder Rind mit größerem Erfolg eingesetzt als Kunststoffimplantate. Diese dicken denaturierten Gefäße sind ebenfalls schwierig auf Koronargefäße aufzunähen. In der peripheren Gefäßchirurgie konnte sich dieser Gefäßersatz nicht durchsetzen.

Alloplastischer Gefäßersatz

Die Forschung beschäftigt sich seit Jahren mit künstlichen Blutleitern. Ein Hauptproblem bei der Entwicklung dieser Kunstgefäße stellt das Abwägen zwischen Porosität, Thrombogenität und die immunologische Akzeptanz dar. Die heute gebräuchlichsten Materialien sind Dacron und Teflon. Diese Prothesensorten stehen heute als nahtlose Röhren in unterschiedlichen Größen und Stärken zur Verfügung.

Dacronprothesen

Dacronprothesen sind gestrickte oder gewebte Röhren mit einer Fältelung, auch Crimping genannt, die eine Längselastizität ermöglicht und eine Abknickung verhindert. Je nach dem Herstellungsvefahren dieser Dacronprothesen, gewebt oder gestrickt, haben sie eine große oder geringe Porosität. Die Porosität wird in Liter Wasser pro 100 cm^2 Prothesenmaterial pro Minute gemessen, wobei der Druck 20 cm Wassersäule betragen soll.

Gewebte Dacronprothesen

Gewebte Dacronprothesen haben eine niedrige Porosität, sind dafür aber auch steifer und rigider in ihrer Handhabung. Sie sind als primär dichte Prothese für Blut anzusehen und benötigen keine Vorgerinnung (Preclotting). Je geringer die Porosität ist, je schlechter heilt die Prothese in das umgebende Gewebe ein. Das Einwachsen von Bindegewebszellen in das Maschenwerk der Prothese ist um so besser, je größer die Maschen der Prothese sind. Die dem Lumen zugewandte Schicht wird unter laufendem Blutstrom mit einer Fibrinschicht bedeckt, so daß kleinere Unebenheiten, wie das Crimping, ausgeglichen werden können. Nur an der Anastomose können Endothelzellen von der Intima aus kurzstreckig in das Prothesenlumen einwachsen. Die Fibrinschicht im Prothesenlumen wird als Neointima bezeichnet. Sie haftet um so besser, je größer die Porosität der Prothesen ist. Dabei nimmt jedoch die Neointima an Dicke zu.

Gewebte Prothesen neigen nach dem Zurechtschneiden mit der Schere oder dem Messer leicht zum Ausfransen. Das muß unbedingt beim Nähen durch relativ breites Fassen der Prothese in die Naht mitbeachtet werden. Die Tendenz auszufransen kann gut umgangen werden, wenn man die Prothese mit einem speziellen elektrischen Messer, das als Einmalartikel auf dem Markt ist, zurechtschneidet. An den Schnittstellen koagulieren die einzelnen Fasern miteinander, und es entsteht ein relativ glatter Rand. Dies hat sich beim Aorta-ascendens-Ersatz bewährt, wobei die Löcher für die Koronararterien sauber aus der Prothese herausgeschnitten werden müssen. Wir verwenden gewebte Dacronprothesen hauptsächlich im thorakalen Aortenbereich.

Gestrickte Dacronprothesen

Gestrickte Dacronprothesen haben eine höhere Porosität und machen somit ein Preclotting, eine Vorgerinnung, erforderlich, d.h., die Prothese muß vor der Gabe von Heparin mit Patientenblut durchtränkt werden und ein zweites Mal, wenn das Blut vom ersten Clotting anfängt zu gerinnen. Sollte auf Grund einer vorher stattgefundenen Antikoagulation keine Gerinnung mehr möglich sein, kann die Dacronprothese mit Fibrinkleber abgedichtet werden. Gewebte Dacronprothesen gibt es heute auch als sogenannte primär dichte Prothesen. Die Dichtigkeit wird dabei durch eine Beschichtung mit Gelatine erreicht. Andere Beschichtungen aus menschlichen Blutderivaten sollten wegen des Risikos einer übertragbaren Infektion wie Hepatitis oder AIDS nicht mehr verwendet werden. Eine Beschichtung mit Latex konnte sich nicht durchsetzen. Gestrickte Prothesen heilen besser in das umgebende Bindegewebe ein. Die Neointima haftet gut, und ein Ausfransen ist bei richtiger Handhabung nicht zu befürchten.

Damit Dacronprothesen noch besser in das Transplantatlager einheilen, wurde ihnen außen ein Veloursbesatz aufgetragen, der ein rascheres Einheilen der Bindegewebszellen ermöglichen soll. Bei den Doppelveloursprothesen befindet sich im Lumen ebenfalls ein Veloursbesatz, damit die Neointima besser verankert werden kann. Bei großlumigen Dacronprothesen empfiehlt sich ein Doppelveloursbesatz, weil eine damit verbundene hyperplastische Neointima noch gut kompensiert werden kann. Kleinkalibrige Gefäßprothesen sollten sich dagegen durch geringe Wandporosität und geringe Thrombogenität der Innenfläche auszeichnen. Deshalb werden Dacronprothesen nicht für die Rekonstruktion kruraler Arterien verwendet. Der kleinste Lumendurchmesser von gestrickten Dacronprothesen beträgt in unserer Klinik 7 mm. Wir verwenden diese Prothese vom abdominellen Aortenbereich bis zum supragenualen Anteil der Arteria poplitea. Auch extraanatomische Bypässe werden mit Dacronprothesen durchgeführt. Dabei ist zu beachten, daß gelenküberschreitende Areale oder solche, wo eine Kompressionsgefahr für die Prothese besteht, die Dacronprothese mit einer Vestärkung von außen versehen ist. Das kann in Form einer Spiralverstärkung oder durch einzelne Ringe aus Kunststoff oder Metall der Fall sein.

Teflonprothesen

Ganz anders vom Material her sind sogenannte expanded PTFE-Prothesen (gerecktes Poly-Tetra-Fluor-Aethylene). Sie haben eine sehr geringe Porosität. Ihr feines filzartiges Maschenwerk besteht aus vielen kleinen vernetzten Teflonknoten. Die Antithrombogenität dieser Prothese ist so hoch, daß sie auch mit kleinem Lumen gebraucht werden (5 bis 6 mm Durchmesser). Sie heilen dagegen langsamer in das Transplantatlager ein, und die Neointima haftet geringer an die Prothesenwand, was zur Dissektion und zu Embolisationen führen kann. Auch sehen wir als Folge rezidivierender Mikroembolien eine peripher verschlossene Ausstrombahn, was letztendlich eine Bypassthrombose bedeutet. Die normale PTFE-Prothese hat im Vergleich zur Dacronprothese keine Längselastizität und muß folglich genau angepaßt werden.

Wir verwenden PTFE-Prothesen hauptsächlich für den Ersatz kleinkalibriger Arterien. Bei Gelenküberschreitungen sollten die Prothesen eine Wandverstärkung durch eine Kunststoffspirale oder Ringe aufweisen. Für extraanatomische Bypässe werden vielfach auch verstärkte PTFE-Prothesen gebraucht. Großlumige PTFE-Prothesen dienen wegen ihrer hohen Antithrombogenität auch als Ersatz für große Venen (Vena iliaca, Vena cava und Vena brachiocephalica). Relativ neu ist eine PTFE-Prothese mit einer gewissen Längselastizität (Stretch-Effekt), welche als gerades Rohr oder als Y-Prothese zum Aortenersatz dient. Die PTFE-Prothesen werden als dick- und dünnwandige Prothesen sowohl in zylindrischer als auch in konischer Form angeboten. Konisch zulaufende Prothesen eigenen sich für die krurale Gefäßrekonstruktion. Gleicht man an der distalen Anastomose die Lumendifferenz durch entsprechende Patchplastiken aus, kann die Rekonstruktion kleinerer Gefäße ebenso gut mit einer zylindrischen Prothese erfolgen. Beim Nähen dünnwandiger PTFE-Prothesen entstehen Stichkanäle, die beim voll antikoagulierten Patienten eine größere Blutungsquelle darstellen. Um dies zu vermeiden, ist erstens auf eine subtile Nahttechnik zu achten und zweitens kann entsprechend der Prothesenstärke PTFE-Nahtmaterial verwendet werden. Der elastische Faden hat die Fähigkeit zu quellen. Die Stichkanäle können somit besser abdichten.

Wird zum arteriovenösen Shunt bei dialysepflichtigen Patienten Kunststoff verwendet, eignen sich besonders gut dickwandige PTFE-Prothesen. Nur sie sind elastisch genug, um die rezidivierenden Punktionen eine Zeitlang zu ermöglichen. Die Überlebenszeit eines solchen Shunt hängt vom venösen Abstrom und der Punktionstechnik ab. Nach einer gewissen Zeit thrombosiert die durchlöcherte Prothese und muß ausgewechselt werden. Ein Shunt mit PTFE-Prothese braucht eine gewisse Zeit zur Einheilung und darf somit erst vier bis sechs Wochen nach der Implantation punktiert werden.

Dacron und PTFE gibt es auch als Patchmaterial auf dem Markt. Sie werden in der Herz- und Gefäßchirurgie verwendet. Oft kann aber auch das Patchmaterial aus Prothesenresten gewonnen werden. Da Kunststoffprothesen sehr teuer sind, empfiehlt es sich, sie stets passend abzuschneiden und die Reste nicht zu verunreinigen. Sie können sterilisiert und wieder verwendet werden. Dies ist bei beschichteten Dacronprothesen nicht möglich, da beim Sterilisieren die Beschichtung zerstört wird. Die Prothese ist dann anschließend nicht mehr primär dicht.

Nahtmaterialien

Als Nahtmaterial kann für den gesamten Gefäßersatz monofiles Nahtmaterial (z.B. Polypropylene) empfohlen werden. Die Fadenstärke richtet sich nach dem zu nähenden Gefäß. An der Aorta verwenden wir Fäden der Stärke 3 x 0 und 4 x 0, an der Beckenarterie 4 x 0 und 5 x 0 und bei peripheren Rekonstruktionen 5 x 0 bis 7 x 0.

Für PTFE-Prothesen eignet sich besonders der PTFE-Faden oder ein dünner monofiler Faden in der Stärke 5 x 0 bis 7 x 0. Dacronprothesen können auch mit geflochtenem Nahtmaterial genäht werden. Dabei ist aber wegen der fehlenden Gleitfähigkeit die Distanz-Naht-Technik nicht mehr möglich.

Venen sollten stets wegen der besseren Gleitfähigkeit mit monofilen Fäden genäht werden. Wir verwenden an den Gefäßen nur nichtresorbierbares Nahtmaterial (z.B. Polydioxamon, Polyglykonat). Monofiles resorbierbares Nahtmaterial findet lediglich in der septischen Gefäßchirurgie und bei Kindern Verwendung.

Chirurgie der Venen

K. Sauermann

Vorbemerkung

Erkrankungen des Venensystems sind eine typische Zivilisationskrankheit, die vorwiegend im höheren Alter und bei entsprechender familiärer Disposition auftritt. Etwa jeder achte Bundesbürger ist betroffen. Frauen leiden fast doppelt so häufig an Venenerkrankungen wie Männer. Schwangerschaften, stehende Tätigkeit, Bewegungsarmut, Adipositas, orthopädische Fußschäden u.a. spielen eine ausschlaggebende Rolle bei ihrer Entstehung und dem Krankheitsverlauf. Nach *Wuppermann* sind über fünf Millionen „alter" Bundesbürger chronisch venös erkrankt, 1,25 Millionen gelten als in ihrer Berufsausübung beeinträchtigt.

Anatomie

Die Venen haben die Aufgabe, das Blut aus der Körperperipherie zum Herzen zurückzuführen. Die prinzipiellen Verhältnisse der Venen sind am Rumpf und an den Extremitäten in etwa gleich: Es gibt ein oberflächliches oder subkutanes Venensystem, das durch die Venae perforantes mit dem tiefen Venenssystem in Verbindung steht. Dieses tiefe System ist identisch mit den Begleitvenen der Arterien, was sich auch in ihrer Namensgebung widerspiegelt (siehe Abb. 1).

An den Armen spielt der hydrostatische Druck eine wesentlich kleinere Rolle als an den Beinen, so daß hier Venenleiden weit seltener anzutreffen sind.

An den unteren Extremitäten münden die kleineren subkutanen Venen in zwei oberflächliche Venenhauptstämme: die Vena saphena

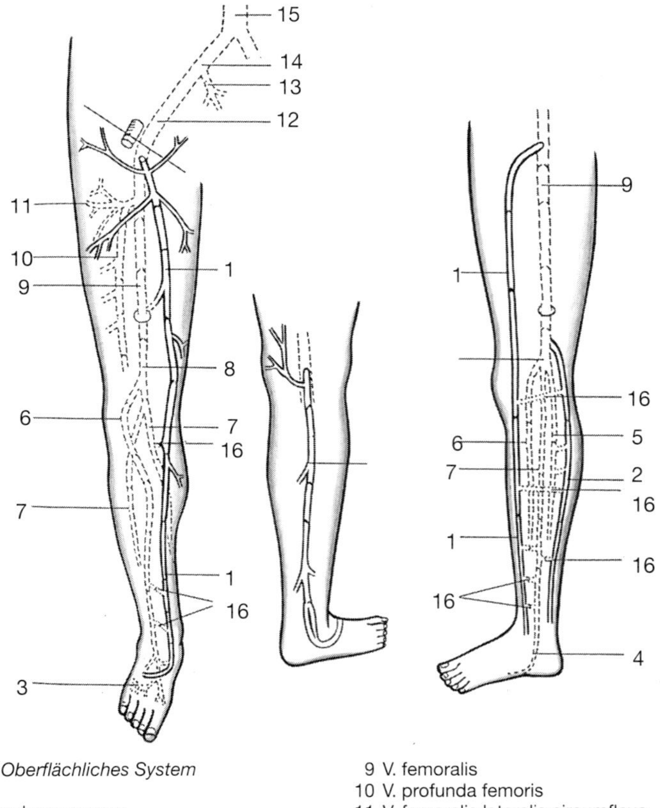

a) Oberflächliches System

V. saphena magna
V. saphena parva
mit zahlreichen Wurzeln
und Querverbindungen

b) Tiefes System

3 Vv. dorsales pedis profundae
4 Vv. plantares laterales (et mediales)
5 Vv. fibulares (Vv. peroneae)
6 Vv. tibiales anteriores
7 Vv. tibiales posteriores
8 V. poplitea (oft paarig)
9 V. femoralis
10 V. profunda femoris
11 V. femoralis lateralis circumflexa
12 V. iliaca externa
13 V. iliaca interna (V. hypogastrica)
14 V. iliaca communis
15 V. cava inferior

c) Verbindungssystem

(zwischen oberflächlichem
und tiefem System)
16 Vv. communicantes
(Vv. perforantes)

Abb. 1 Venensystem der unteren Extremität

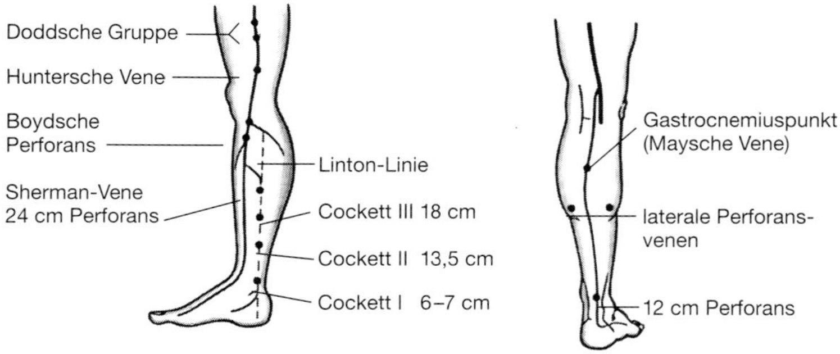

Abb. 2 Topographie klinisch wichtiger Perforansvenen am Unterschenkel

magna und die Vena saphena parva. Das tiefe Beinvenensystem wird neben den tiefen Fußvenen von den Venae fibulares, Venae tibiales anteriores und posteriores gebildet und setzt sich in die Vena poplitea und Vena femoralis fort. Die oberflächlichen Venenstämme münden in die tiefen Venen (Vena saphena parva > Vena poplitea / Vena saphena magna > Vena femoralis), sind aber zusätzlich in allen Abschnitten durch die klappentragenden Venae perforantes mit dem tiefen System verbunden. Diese verlaufen dabei durch kleine Lücken im Faszienmantel, „perforieren" ihn also, was zu ihrem Namen führte. Sie sind für die venöse Zirkulation von großer Bedeutung. Ihre Klappen sind so angelegt, daß das Blut nur von den oberflächlichen Venen aus in das tiefe System fließen kann. Die wichtigsten Perforansvenen (siehe Abb. 2) sind an der Innenseite des Beines die drei Cockettschen oberhalb des Innenknöchels, die Schermanschen bei 24 cm Bodenabstand, die Bodysche handbreit unterhalb und die Doddsche handbreit oberhalb des Kniegelenkspaltes. Im Saphena-parva-Verlauf finden sich in der Mitte der Wade die Maysche Perforante und weiter proximal die Kniegelenkperforante.

Die Venenklappen spielen sowohl im oberflächlichen wie auch im tiefen Venensystem eine entscheidende Rolle für den Blutrücktransport. Sie schützen andererseits aber auch die peripheren Gefäße und

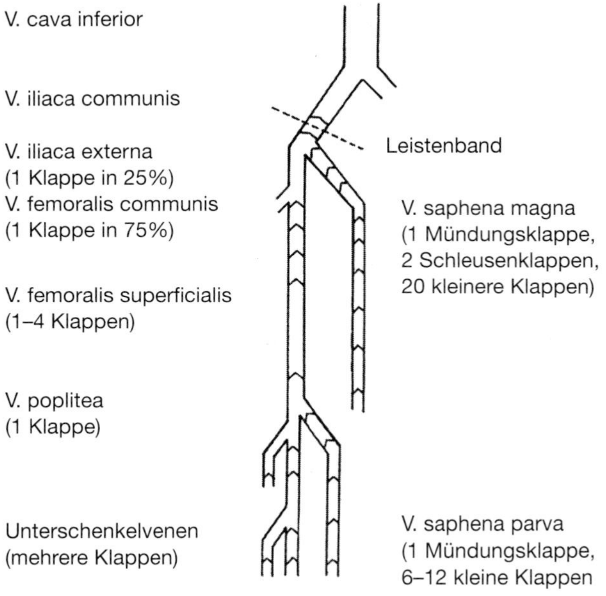

Abb. 3 Häufigkeit und Verteilung von Venenklappen

Kapillaren vor einem zu großen Anstieg des hydrostatischen Drucks beim Stehen oder bei Muskelkontraktionen. Die Anzahl der Klappen nimmt daher nach peripher hin zu (siehe Abb. 3). Zwischen Leistenband und Adduktorenkanal liegt die Vena femoralis, die mit einer bis sechs spiralförmig angelegten Klappen ausgestattet ist – ihre Anzahl und Lage sind sehr variabel. Die Vena poplitea besitzt ein bis drei Klappen, während die tiefen Unterschenkelvenen perlschnurartig mit Klappen versehen sind. Die oberflächliche Vena saphena magna weist durchschittlich etwa zehn, die Vena saphena parva etwa acht Klappen auf. Der Mündungsbereich der Vena saphena magna in die Vena femoralis in der Leiste wird als Venenstern oder Crosse bezeichnet. Hier sitzt eine konstante starke, schlußtüchtige Mündungsklappe, weiter distal davon sind zwei bis drei wichtige Schleusenklappen *(Hach)* angelegt.

Physiologie und Pathophysiologie

Neben der Aufgabe des Rücktransportes des Blutes in zentraler Richtung haben die Venen auch eine Speicherfunktion. Eine wichtige Rolle spielen sie bei der Widerstandsregulierung und der Thermoregulation. Gegenüber dem arteriellen System herrschen in den Venen niedrigere Druckverhältnisse, größere Blutvolumina und geringe Flußgeschwindigkeiten. Der Blutrückstrom zum Herzen, insbesondere in aufrechter Position, geschieht durch ein fein abgestimmtes Zusammenspiel vieler Faktoren:

Die sogenannte Vis a tergo: Sie bezeichnet die verbleibende arteriovenöse Druckdifferenz nach Passieren der Endstrombahn, also sozusagen die verbleibende Förderkraft des linken Herzens. Sie beträgt im Liegen in den peripheren Venen etwa 10 bis 15 mmHg. Da der venöse Strömungswiderstand sehr gering ist, reicht dieser Druck

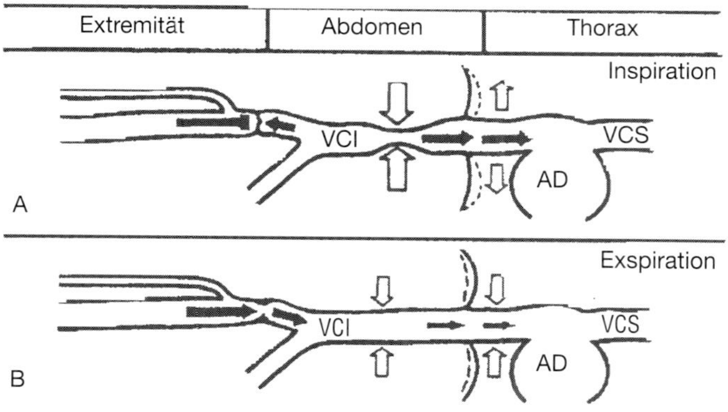

Abb. 4 Muskel-Faszienpumpe: physiologischer Status. Durch Klappenschluß und Kompression (A) bzw. Erschlaffung (B) des Muskels zentripedaler Blutfluß.

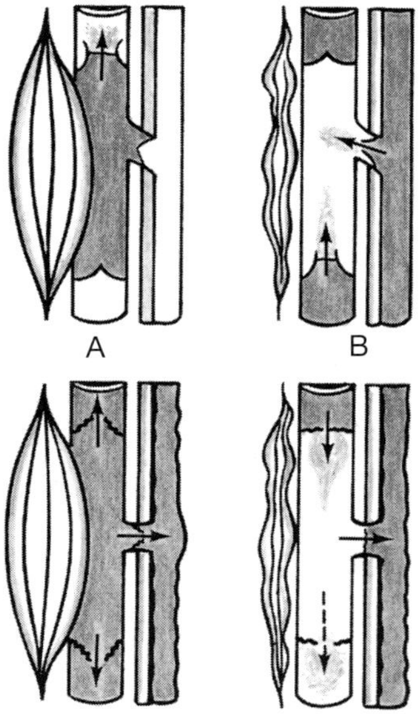

Abb. 5
Muskel-Faszienpumpe: Oben: physiologischer Status. Durch Klappenverschluß und Kompression (A) bzw. Erschlaffung (B) des Muskels zentripedaler Blutfluß. Unten: venöse Insuffizienz. Durch Klappeninsuffizienz bei Muskelkontraktion (A) und -entspannung (B) Druck- und Volumenbelastung durch Pendel- und zentrifugalen Blutfluß.

im Liegen aus. Anders sind die Verhältnisse jedoch bei vertikaler Lage: Bei ruhigem Stehen beträgt der hydrostatische Druck in Knöchelhöhe 80 bis 90 mmHg.

Die abdomino-thorakale Zweiphasenpumpe (siehe Abb. 4) von Herz und Zwerchfell: Bei Inspiration werden die intrathorakalen Gefäße gedehnt, wodurch der Strömungswiderstand abnimmt und negative Drücke entwickelt werden. Daraus resultiert eine Art Saugwirkung. Gleichzeitig wird der intraabdominale Druck durch die Zwerchfellsenkung erhöht und das Blut dadurch herzwärts gedrückt. In der Exspirationsphase sind dann die Abdominalgefäße entleert, so daß der Einstrom des Blutes aus den unteren Extremitäten wieder gewährleistet ist. Dieser Pumpeffekt kommt vor allem in liegender Position zum Tragen.

Die Muskel-Faszienpumpe (siehe Abb. 5) arbeitet folgendermaßen: Durch Kontraktionen der Wadenmuskulatur, z.B. beim Gehen oder Fahrradfahren, werden die im Muskel verlaufenden Venen ausgepreßt. Die in der Tiefe liegenden Leitvenen verlaufen in Faszienlogen, die einen Druckverlust zur Seite hin nicht zulassen. Bei der Muskelkontraktion komprimieren nun die Muskelbäuche die Leitvenen und pressen das Blut aus diesem Gefäßbereich, bei Erschlaffung der Muskeln kehren sich die Verhältnisse wieder um. Ein intakter Klappenapparat läßt nur einen zum Herzen gerichteten Blutstrom zu. Bei stehenden Menschen wird das Blut also durch die Muskelpumpe von Klappe zu Klappe herzwärts gefördert, ähnlich einem Paternoster. Die Venae-perforantes-Klappen gestatten, wie oben gesagt, einen Blutfluß nur von außen nach innen. Sie unterliegen ebenfalls dem oben beschriebenen Saug-Druck-Pumpen-Prinzip: Aus den oberflächlichen Venen wird das Blut durch den Unterdruck in den tiefen Leitvenen während der Erschlaffungsphase der Wadenmuskeln angesogen. Die Effektivität der Muskelpumpe hängt extrafaszial von der Straffheit der Haut, intrafaszial von der Festigkeit der Muskeln und Faszien ab.

Kommt es zu einer Schädigung der Klappenfunktion infolge einer Entzündung oder einer primären Venenwandschwäche mit nachfolgender Dilatation, so daß die Klappen im Verhältnis zum Venenquerschnitt zu klein und damit insuffizient werden, so resultiert daraus eine im Stehen distalwärts gerichtete Blutströmung. Die Wände der weiter distal liegenden Venen werden durch die Druckzunahme erheblich mehr belastet und dilatieren. Es entwickelt sich eine Pendelzirkulation, ein „Privatkreislauf“ (siehe Abb. 6). In der Folge können die Veränderungen auch auf den Klappenapparat der Venae perforantes übergreifen und diesen funktionsuntüchtig werden lassen, so daß hier dann eine bidirektionale Blutströmung mit zusätzlicher Belastung des oberflächlichen Venensystems herrscht. Werden umgekehrt die Klappen in den Perforanten primär insuffiziert, so kann dies wiederum durch den Blutrückstrom aus dem tiefen in das oberflächliche System zu einem Blow-out-Phänomen mit konsekutiver Ausbildung einer primären Varikose Anlaß geben.

Sind oberflächliche Venensegmente durch Thrombose oder Thrombophlebitiden verstopft, so hat das kaum größere Auswirkungen auf

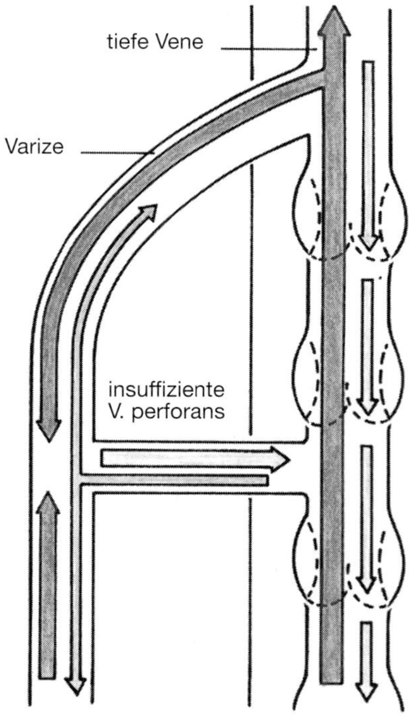

Abb. 6
Diastolischer und systolischer Pendelfluß bei chronischer venöser Insuffizienz im „Privatkreislauf"

den Blutrückfluß aus einer Extremität. Eine akute Abflußstörung entsteht durch eine Thrombose des tiefen Systems, meist im Oberschenkel- und Beckenbereich. Es kommt zu einer venösen Hypertension, die bei längerem Bestehen ebenfalls zu Erweiterungen der Venen und zur Klappeninsuffizienz im Sinne einer sekundären Varikose führt.

Primäre Varikose (Krampfadern)

Eine primäre Varikose liegt dann vor, wenn ihre Ursache nicht in einer Verlegung des tiefen Venensystems zu suchen ist. Das Wort „Krampfader" hat nichts mit nächtlichen Wadenkrämpfen zu tun, sondern ist aus dem Altdeutschen „krump ader" oder Krummader abgeleitet, was lediglich die Schlängelung der Venen beschreibt. Die primäre oder gemeine Varikose der intra- und subkutanen Venen beruht auf degenerativen Veränderungen in der Venenwand, vor allem in der Tunica media und dem Kollagenfasergerüst, die die Schlängelung und Erweiterung zur Folge haben. Man kann verschiedene Formen unterscheiden:

- Stammvarikose der Vena saphena magna und parva
- Seitenastvarikose
- Perforansveneninsuffizienz
- Retikuläre Varizen
- Besenreiservarizen

Bei der Stammvarikose der Vena saphena magna kann man eine komplette und eine inkomplette Form unterscheiden. Die varikösen Aussackungen sind im ersten Fall Folge einer von proximal nach distal fortschreitenden Klappeninsuffizienz (*Müller-Bühl, Diehm*). Bei dieser Form gibt es auf die Klappeninsuffizeienz bezogen einen proximalen und einen distalen Insuffizienzpunkt.

Bei der kompletten Stammvarikose ist der proximale Insuffizienzpunkt nach *Hach* die Mündungsklappe in der Crosse. Je nach Länge der varikösen Gefäßstrecke oder nach der Lokalisation des distalen Insuffizienzpunktes unterscheidet er an der Magna vier, an der Parva drei Stadien:

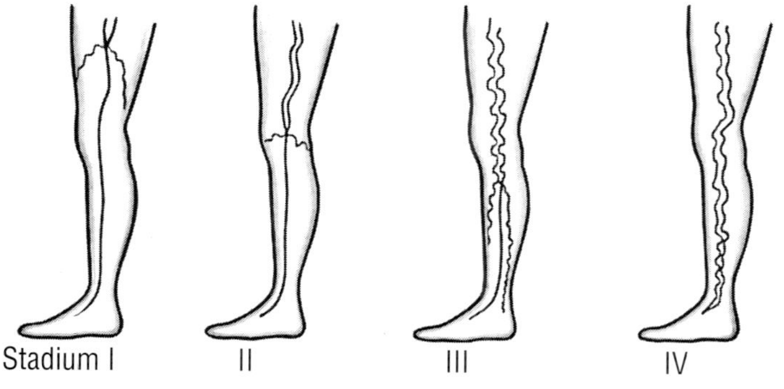

Abb. 7 Stadieneinteilung der Stammvarikose der Vena saphena magna nach Hach

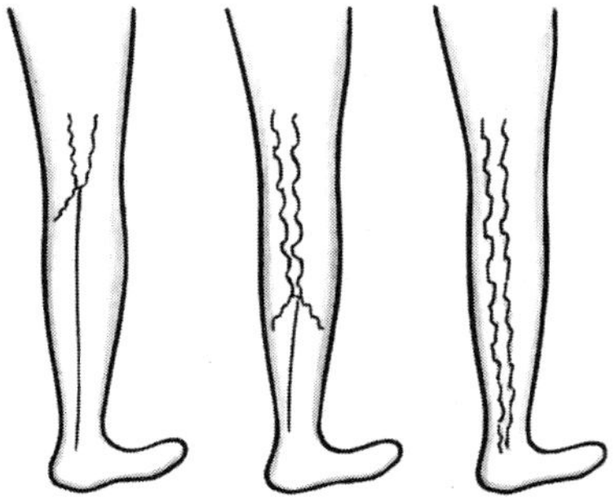

Abb. 8
Stadieneinteilung der Stammvarikose der Vena saphena parva nach ***Hach***

Stadium I: Mündungsklappen-Insuffizienz, eventuell mit Seitenästen (siehe Abb. 7)
Stadium II: Stammvarikose bis handbreit über dem Knie
Stadium III: Stammvarikose bis handbreit unterhalb des Knies
Stadium IV: Stammvarikose bis zum Knöchel

Diese Einteilung besagt jedoch nichts über den klinischen Schweregrad der Varikose. Eine inkomplette Stammvarikose (siehe Abb. 9a und 9b) wird durch eine Einmündung einer klappeninsuffizienten Perforansvene hervorgerufen und kann von hier aus nach proximal und distal fortschreiten, obwohl im Gegensatz zur kompletten Stammvarikose z.B. die Mündungsklappen noch suffizient sind. Wichtig sind diese Unterscheidungen in erster Linie für das therapeutische Vorgehen.

Die Seitenastvarikose ist eine variköse Entartung von Seitenästen der Stammvenen und kommt mit oder ohne Stamminsuffizienz vor. Häufig vorzufinden sind am Oberschenkel die Vena saphena accessoria medialis und lateralis und am Unterschenkel die vordere und hintere Bogenvene. Oft werden solche Seitenastvarikositäten auch von insuffizienten Perforansvenen gespeist.

Bei der Perforans-Venenvarikose sieht man bei stehenden Patienten über der insuffizienten Perforans eine Hautwölbung, insbesondere auch beim Pressen und Husten, die durch einen Reflux aus den tiefen Venen zustande kommt. Sie läßt sich wegdrücken, und darunter

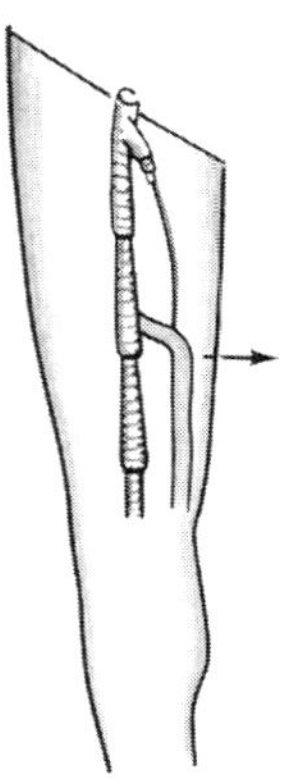

Abb. 9a **Inkomplette Stammvarikose der Vena saphena magna vom Perforantentyp**

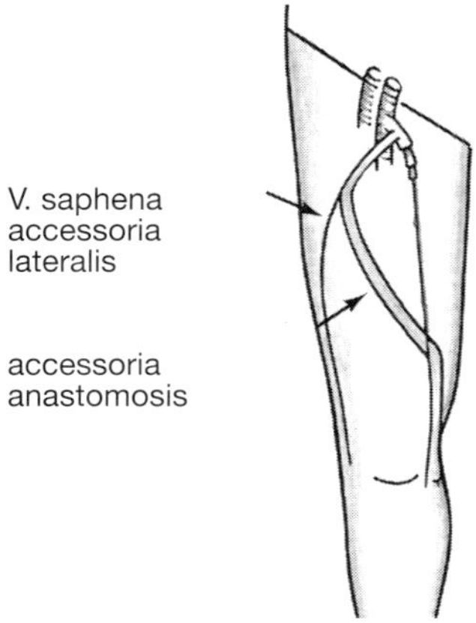

Abb. 9b **Inkomplette Stammvarikose der Vena saphena magna vom Seitenasttyp**

fühlt man oft eine Faszienlücke. Man nennt dies den Blow-out oder das Dowsche Zeichen. Die Perforans-Veneninsuffizienz vor allem der Cockettschen Perforanten ist meist die Ursache für die Entstehung der chronisch-venösen Insuffizienz. Wie oben schon gesagt, kann sie zur Klappeninsuffizienz des Leitvenensystems führen.

Retikuläre Varizen kommen besonders in der Kniekehle vor. Es sind kleinkalibrige, netzartig verzweigte subkutane Venen, die erweitert sind. Sie sind für die Hämodynamik unbedeutsam und verursachen keine Symptome.

Auch die Besenreiservarizen, bevorzugt am lateralen Oberschenkel lokalisiert, haben keine Krankheitsbedeutung. Sie können selbständig und unabhängig von andersartigen Krampfadern vorkommen. Sie stellen lediglich ein kosmetisches Problem dar.

Sekundäre Varikose

Der sekundären Varikose liegt ursächlich eine Behinderung des Blutrückstroms im tiefen Venensystem zugrunde. Als Ursache kommen in Frage:

1. Eine Verlegung des tiefen Leitvenensystems durch eine Thrombose oder durch Abdrücken der Venen von außen (z.B. arterielle Aneurysmen, Tumor), so daß die oberflächlichen Venen als Kollateralen fungieren müssen und durch chronische Überlastung varikös degenerieren.
2. Eine Klappeninsuffizienz der tiefen Venen nach durchgemachter tiefer Venenthrombose und Rekanalisierung, wobei dann über insuffizient werdende Venae perforantes oberflächliche Varizen entstehen. Eine solche Klappeninsuffizienz kann auch ohne Thrombose oder Entzündung aus noch unbekannter Ursache auftreten.

Nach phlebographischen Untersuchungen werden die tiefen Leitvenen nach überstandener tiefer Beinvenenthrombose in 35% komplett und in 55% inkomplett rekanalisiert, der Rest bleibt verschlossen. Als Kollateralen kommen nach *May* und *Nissen* folgende Venen zum Einsatz:

- Vena saphena magna
- Vena saphena parva, Vena femoropoplitea und Gesäßvenen
- Vena saphena parva und Venen am medialen Oberschenkel und der Plexus pudendus.

Dementsprechend lokalisieren sich dann auch die sekundären Varizen.

Die chronisch-venöse Insuffizienz

Bei einer chronischen Rückflußstörung des Blutes aus der Peripherie zum Herzen mit den daraus resultierenden Begleit- und Folgeerkrankungen findet sich das Bild der „chronisch-venösen Insuffizienz". Etwa ein Drittel der Fälle ist durch ein postthrombotisches Syndrom verursacht. Hauptsächlich jedoch tritt die chronisch-venöse Insuffizienz infolge einer länger bestehenden Stammvarikose und gleichzeitig vorhandener Perforansvenen-Insuffizienz ein. Die Muskelpumpe verliert ihre Effektivität, so daß daraus eine erhebliche venöse Hypertonie in der Peripherie resultiert. Diese beeinträchtigt in starkem Maße die Mikrozirkulation und damit den Transport von Zellen, Proteinen, Flüssigkeiten und Ionen. Es kommt weiter zu einer Übersäuerung des Gewebes und damit zur Beeinträchtigung des Zellstoffwechsels bis hin zum Untergang von Zellen und Geweben, d.h. zum Ulcus cruris. Im Interstitium wird Flüssigkeit abgelagert, was zu Ödemen führt. Hautatrophien sind die Folge von Verschlußprozessen in den Hautkapillaren. Aus den geschädigten Kapillaren treten auch Erythrozyten aus, die zugrunde gehen. Das dabei frei werdende Hämoglobin wird zu Hämosiderlin abgebaut und in die Haut eingelagert, wodurch die braunen Hyperpigmentationen entstehen. Der gestörte Hautstoffwechsel kann Anlaß zu Dermatitis und Stauungsekzemen geben. Durch die Stauung der kleineren Venen im Fußbereich, vor allem am medialen Knöchel, bildet sich die typische Corona phlebectatica paraplantaris.

Symptomatik und klinisches Bild der Varikose

Weder die primäre komplette und inkomplette Stammvarikose allein noch die Seitenastvarikose verursachen ernstere Beschwerden. Vor allem Schmerzen und Ödeme gehören nicht zum Krankheitsbild, noch weniger nächtliche Krämpfe oder krampfartige Schmerzen beim Gehen. Typisch sind dagegen nach längerem Stehen oder Sitzen und an heißen Tagen Schweregefühl, „Elefantenbeine", „müde Füße und Beine" und das Bedürfnis, die Beine hochzulegen. Im Gegensatz zu orthopädisch bedingten Schmerzen lassen die Krampfaderbeschwerden beim Gehen oder Radfahren schnell nach. Nächtliche Schmerzen oder das „restless leg" beruhen nicht auf der Varikoseerkrankung!

Häufig finden sich Krampfaderleiden vergesellschaftet mit Senk-Spreiz-Plattfüßen, Sprung-Knie-Hüftgelenksarthrosen und Fehlhaltungen der Wirbelsäule u.ä.m., so daß diese dann hauptsächlich für die Symptomatik bestimmend sind und einer genauen differentialdiagnostischen Abklärung bedürfen.

Erhebliche Schwellneigung, Verhärtung und Druckschmerzhaftigkeit des Unterschenkelgewebes weisen immer auf das Vorliegen einer chronisch-venösen Insuffizienz hin. Weiter wird über Juckreiz bei Vorhandensein einer Dermatitis oder eines Stauungsekzems geklagt. Die braune Hauthyperpigmentation und die weiße Hautatrophie gehören ebenso zu dem Bild wie letztendlich das Ulcus cruris und die Ulcusnarbe, häufig eingebettet in einen sklerödematösen hart indurierten Hautbezirk. Der trophische Hautschaden in Form eines Ulcus cruris venosum ist die häufigste und am meisten gefürchtete Komplikation der chronisch-venösen Insuffizienz. Ulcera sind fast immer sehr schmerzhaft und haben die Tendenz zur Größenzunahme. Vorzugsweise sind sie oberhalb des Innenknöchels lokalisiert, oft in sklerödematösem Gewebe und entzündlich veränderter Hautumgebung. Häufig sezernieren die Ulcera sehr stark, wodurch die Geschwürränder weiter mazerieren. Die Geschwüre selbst sind meist schmierig-eitrig belegt und können sehr tief bis auf Muskeln, Sehnen und auch Knochen reichen.

Diagnostik

Aus der Inspektion und Palpation gewinnt man bereits die wichtigsten Hinweise auf die Art der Varikose, während die geklagten Beschwerden meist vieldeutig und diagnostisch kaum verwertbar sind. Die klinischen Tests, wie z.B. der Trendelenburgsche und Perthessche Versuch, erachten wir als unsicher, schon da die Untersuchungsbedingungen (Mitarbeit des Patienten, Adipositas, Schmerzen bei der Anlage der Kompression) uneinheitlich sind. Die primäre Stamm- und Seitenastvarikose läßt sich im allgemeinen leicht an der Lokalisation und dem Verlauf der Varizen erkennnen. Schwieriger wird bereits die Beurteilung der Perforansvenen, deren Insuffizienz sich an dem oben erwähnten Blow-out zu erkennen geben kann. Bei Preß- oder Hustenversuchen kann man sich häufig ein Bild über den Funktionszustand der Mündungsklappen in der Fossa ovalis machen. Fuß-, Knöchel- und Unterschenkelödeme können Ausdruck einer chronisch-venösen Insuffizienz sein, insbesondere wenn mögliche anderweitige Ursachen auszuschließen und Hinweise wie livide Hauptverfärbung, Stauungsekzeme, braune Hyperpigmentationen, eine Corona phlebectatica, eine weiße Hautatrophie oder Ulcusnarben vorhanden sind. Besteht der Verdacht auf ein postthrombotisches Syndrom, so sind praktisch immer anamnestische Hinweise auf die durchgemachte tiefe Venenthrombose zu erhalten. Den Verschluß einer Beckenvene erkennt man häufig schon an der Ausbildung der Kollateralen am Os pubis und in der Genitalregion.

Sind beide Beine betroffen, so liegt der Verdacht auf einen Verschluß in beiden Beckenetagen oder sogar in der Vene cava inferior nahe.

Die Beurteilung der wichtigsten Perforansvenen ist schwierig: die Insuffizienzpunkte der drei bedeutenden Cockettschen Perforansvenen finden sich an der Innenseite des Unterschenkels auf einer 1 bis 2 cm dorsal dem Innenknöchel gedachten Lintonschen Linie, und zwar in 1, 7, 12 cm Höhe vom Knöchel aus gemessen. In 18 cm Höhe liegt der Shermansche Insuffizienzpunkt, die Boydsche Perforans-Vene 2,5 cm unterhalb des Kniegelenkspaltes. In der Wadenmitte befindet sich die Maysche Perforansvene. Am Oberschenkel ist die Doddsche Perforansvene am bedeutungsvollsten. Sie findet sich in Höhe des Adduktorenkanals häufig doppelt angelegt.

Die klinische Untersuchung allein birgt jedoch viele Unsicherheiten und Fehlermöglichkeiten in sich, zumal sie auch sehr von der Erfahrung des Untersuchers abhängig ist. Zur weiterführenden Diagnostik stehen weitere diagnostische Möglichkeiten zur Verfügung:

Die Doppler-Ultraschall-Untersuchung, insbesondere der Crosse, der Vena saphena magna und parva und der Perforansvenen, gibt wertvolle Hinweise auf die Funktionstüchtigkeit der Klappen. So kann vor allem der atemabhängige Pendelfluß im Magnabereich bei Klappeninsuffizienz registriert werden. Der Rückfluß des Blutes durch insuffiziente Mündungsklappen läßt sich durch den Valsalva-Versuch zuverlässig provozieren und doppler-sonographisch nachweisen. Im Fall der Erweiterung und Klappeninsuffizienz der Perforansvenen erkennt man bei Kontraktion der Wadenmuskulatur eine Umkehr der Flußrichtung von innen in das oberflächliche Venensystem. Eine gesunde Perforansvene kann doppler-sonographisch nicht nachgewiesen werden. Der Insuffizienzgrad der Vena saphena magna läßt sich dagegen doppler-sonographisch mit großer Sicherheit bestimmen, bei der Vena saphena parva ist die Ausagekraft jedoch durch die anatomischen Mündungsverhältnisse gemindert. Auch die Beurteilung der Verhältnisse im tiefen Venensystem ist nur unvollständig und nicht mit der notwendigen Sicherheit möglich. In diesen Fragen hilft die Duplex-Sonographie weiter, die eine Aussage über die Morphologie der Gefäße und ihren Inhalt zuläßt.

Die Phlebographie ist trotz ihrer Aufwendigkeit, ihrer Kosten und der Kontrastmittel- und Strahlenbelastung unentbehrlich. Sie ist indiziert, wenn eine tiefe Venenthrombose oder ein postthrombotisches Syndrom vermutet wird, bei Varizenrezidiven, bei der Suche nach klinisch nicht feststellbaren Perforansvenen, bei Verdacht auf venöse Anomalien sowie bei Begutachtungen. Kontraindikationen sind KM-Allgerien, Hyperthyreose, Niereninsuffizienz und Schwangerschaft. Der Befund gibt Auskunft über das tiefe Venensystem (primäre oder sekundäre Varikose), über die Klappenverhältnisse der Crossen mit und ohne Valsalva, über den Grad der Stammvarikose nach *Hach* sowie über das Vorkommen und die Lokalisation insuffizienter Perforansvenen.

Sowohl die Technik der Untersuchung wie auch die Auswertung der oft verwirrenden Röntgenbilder setzen eine große Erfahrung voraus.

Als weitere diagnostische Verfahren, die im klinischen Alltag wenig Anwendung finden, sollen der Vollständigkeit halber erwähnt werden:

Die Plethysmographie, mit der quantitativ die Speicherfähigkeit von Blut in den Venen bzw. Varizen bestimmt werden kann, ebenfalls auch die Rückstromgeschwindigkeit des gestauten Blutes. Eine neuere Form ist die Lichtreflexionsrheographie, mit der sich die Blutfüllungszeit kleinerer Hautgefäße messen läßt. Die Phlebodynamometrie ist die blutige Messung des venösen Druckes unter einer definierten Belastung, sie bietet eine gute Möglichkeit zur Funktionsanalyse des venösen Systems. Die Venenverschlußplethysmographie ist z.B. zum Nachweis von akuten tiefen Bein- oder Beckenvenenthrombosen gut geeignet und sehr treffsicher. An nuklearmedizinischen Methoden sind der 131-Jod-Fibrinogen-Test mit Einbau des radioaktiven Materials in frische Thromben und die Radionuklid-Phlebographie mit 99m TC zu erwähnen, die unter anderem auch eine Alternative zur Phlebographie bei KM-Allergie darstellen.

Therapie

Grundsätzlich bestehen viele Möglichkeiten, die Varikose oder chronisch-venöse Insuffizienz zu behandeln, die Entscheidung für die eine oder andere Methode hängt vom klinischen Bild und der Beschwerdesymptomatik ab. So müssen Seitenastvarikositäten leichteren Ausmaßes, retikuläre oder Besenreiservarizen keiner besonderen Therapie zugeführt werden, insbesondere auch deshalb nicht, weil sie keine Beschwerden oder Komplikationen verursachen. Sie stellen meist lediglich ein kosmetisches Problem dar. Man sollte jedoch genau beobachten, ob die Varizen relativ schnell an Ausmaß zunehmen oder zu Entzündungen neigen. Die Patienten sollen möglichst wenig stehen oder lange sitzen, bei Übergewicht abnehmen, viel Sport zur Aktivierung der Muskelpumpe treiben, nachts die Beine leicht hochlagern und einengende Kleidung vermeiden, z.B. Kniestrümpfe(!); die Pille, Rauchen, Schwangerschaft sowie Hitze sind Risikofaktoren.

Die konservative Therapie ist in leichteren Fällen der oberflächlichen Varikose oder bei Undurchführbarkeit anderer Therapiemöglichkeiten aus allgemeinen Gründen indiziert. Neben den bereits oben erwähnten Maßnahmen steht die Kompressionstherapie an erster Stelle, sie setzt jedoch eine gute Mitarbeit der Patienten voraus. Sie hat das Ziel, im Beinvenenbereich eine Drucksenkung zu bewirken, den Pendelfluß in den oberflächlichen Venen zu vermindern und das intravasale Blutvolumen zu verringern, wodurch dann auch eine Abnahme eines etwa vorhandenen extrazellulären Ödems erreicht wird. Die Kompression kann entweder mit entsprechend geeigneten Binden als Wickelkompression oder durch das Tragen gut angepaßter Zweizugstrümpfe oder -strumpfhosen erreicht werden. Trotz der Verbesserung der Fabrikate empfinden die Patienten häufig das Anlegen der Kompression als sehr lästig, bei heißer Witterung als unangenehm, viele haben Hautprobleme oder modische Bedenken, so daß die Behandlung dann häufig unterbleibt. In solchen Fällen oder auch bei Problemen psychischer Art wegen des Aussehens sollte die Indikation zu einer aktiven Therapie heutzutage großzügiger gestellt werden.

Zur aktiven invasiven Therapie der primären Varikose zählen vor allem die Verödungs- oder Sklerotherapie und die verschiedenen operativen Möglichkeiten. Bei der Entscheidung für die eine oder andere Therapieform spielen viele Faktoren eine Rolle, nicht zuletzt auch die persönliche Meinung und Erfahrung des Arztes. Vor allem Lokalisation, Ausdehnung und das Beschwerdebild, aber auch die äußeren Gegebenheiten (Ambulanz, Narkosemöglichkeit, Krankenhaus) bestimmen das Vorgehen.

Die Indikationen zur aktiven Therapie gelten als gesichert bei

- ausgedehnter Stamm- und/oder Seitenastvarikose mit entsprechenden Beschwerden
- deutlicher Perforans-Insuffizienz besonders der Cockettschen Gruppe mit Hautatrophie etc.
- schneller Progredienz und zunehmender Schwellneigung
- progredienter chronisch-venöser Insuffizienz mit Dermatitis, Ekzem etc.
- rezidivierenden Thrombophlebitiden und Varizenrupturen
- kosmetischen Gesichtspunkten
- und aus prophylaktischen Gründen, z.B. zur Vermeidung von drohenden Ulcera.

Unserer Meinung nach sind die Sklerotherapie und die Operation keine gegensätzlichen, sondern sich ergänzende Therapieformen mit jeweils definiertem Anwendungsgebiet. Beide Methoden haben ihre erheblichen Vor- und Nachteile. Für eine Sklerosierung geeignet halten wir

- die epifasziale Form der Seitenastvarikose, z.B. Vena saphena accessoria
- die retikulären Varizen
- bedingt auch die Besenreiservarikose
- die Stammvarikose nach vorangegangener Crossektomie und
- Varizen bei allgemeiner Inoperabilität

Einer Operation vorbehalten sollten sein

- die komplette Stammvarikose der Vena saphena magna und parva
- die inkomplette Stammvarikose vom Seitenast- und Perforanstyp
- die Perforansvarikose
- die transfasziale Seitenastvarikose, z.B. Vena femoropoplitea

Das Ziel der Verödungstherapie ist die Erzeugung einer blanden, umschriebenen Thrombophlebitis mit nachfolgender Obliteration der Krampfadern durch Injektion eines entsprechenden Sklerosierungsmittels. Das Gefäßendothel wird artifiziell geschädigt. Es bildet sich ein fest sitzender Thrombus, der im Laufe von Tagen bindegewebig umgebaut wird. Die Ergebnisse der Verödungstherapie über längere Beobachtungszeiträume sind oft nicht sehr gut und denen der Operation klar unterlegen.

Die chirurgische Behandlung der primären Varikose hat als Zielsetzung die möglichst vollständige Entfernung der varikös veränderten Venen, die Ausschaltung aller insuffizienten Perforansvenen und die sachgerechte Versorgung der Crosse, nicht zuletzt aber auch ein befriedigendes kosmetisches Ergebnis. Rezidivierende Phlebothrombosen und die Entstehung eines Ulcus cruris sollen verhindert und Hautaffektionen, wie Stauungsdermatitis und ähnliches, zur Abheilung gebracht werden. Die besten Dauerergebnisse erreicht man durch die Exhärese der gesamten Stammvarizen, eine vollständige Crossektomie, die Unterbindung und Durchtrennung aller insuffizienten Perforansvenen und Entfernung aller übrigen Varizen. Gesunde Anteile von Stammvenen sollten auf jeden Fall geschont werden, schon weil man sie später eventuell für Bypassoperationen gebrauchen kann.

Varizen-Operationen (siehe Abb. 10) werden in Vollnarkose, selten in Periduralanästhesie durchgeführt. Am rasierten Bein werden die Varizen bei stehendem Patienten am Vortag genau angezeichnet, die Anzeichnung der Perforansvenen kann mit Hilfe des Dopplergerätes geschehen. Zur Entfernung der Vena saphena parva wird der Patient in Bauchlage gebracht, so daß man die Kniekehlenregion übersichtlich darstellen kann. Die Exhärese der Vena saphena magna geschieht in Rückenlagerung und beginnt mit der queren Inzision proximal und etwas ventral vom Innenknöchel, wo sie, aufgesucht unter Schonung des Nervus saphenus, exakt freipräpariert und angeschlungen wird. Distal erfolgt ihre Unterbindung, danach wird sie quer inzidiert. Die Strippersonde wird nun eingeführt und ohne Gewaltanwendung bis in die Leiste vorgeschoben. Falls dies nicht in einem möglich ist, müssen Hilfsschnitte angelegt oder eine zweite Sonde retrograd eingebracht werden. Es erfolgen dann eine schräge

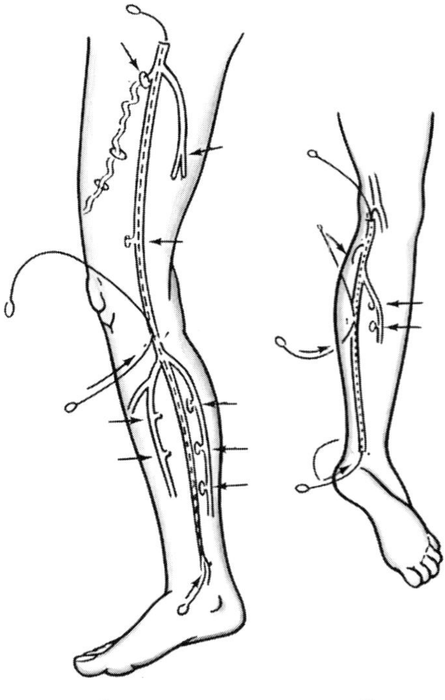

Abb. 10 Operationstechnik zur Beseitigung der primären Varizen (A) des Vena-saphena-magna- und des (B) Vena-saphena-parva-Gebietes. Die Einführung des Strippers (nach *Myers*) sollte grundsätzlich in Blutstromrichtung (d.h. nicht gegen die Venenklappen) erfolgen. Zu beachten ist eine genaue, präoperative Markierung der insuffizienten Perforansvenen, deren gesonderte Aufsuchung von zusätzlichen Inzisionen aus erfolgen sollte. Beachte: Abgesehen von der Boyd- und Doddschen Gruppe sitzen alle Perforatorvenen an den Seitenästen und nicht am Hauptstamm.

infrainguinale Inzision über der Fossa ovalis und die teils stumpfe, teils scharfe Freipräparierung des Venensterns. Alle hier einmündenden Venen müssen sorgfältig aufgesucht, unterbunden und durchtrennt werden. Die Einmündung der Vena saphena magna in die Vena femoralis muß eindeutig identifiziert und dargestellt sein, erst danach wird die Magna direkt an der Einmündung ohne Zurücklassung eines zu langen Stumpfes doppelt ligiert, die Sonde herausgeleitet und eingeknotet. Die Vena saphena magna kann dann am Ende Operation in toto exhäriert werden = „Stripping" nach Cockett-Babcock. Sollte nur ein Teil der Vena saphena magna entfernt werden müssen, so kann die Sonde auch von der Leiste aus retrograd eingeführt und der entsprechende Venenteil von proximal nach distal gestrippt werden. Das Stripping der Vena saphena parva geht grundsätzlich in gleicher Weise vonstatten.

Die varikösen Seitenäste werden von kleinen gesonderten Hautschnitten aus Schritt für Schritt exhäriert, die subkutanen Blutansammlungen werden möglichst vollständig ausgestrichen.

Die so wichtigen Unterbindungen und Durchtrennungen der insuffizienten Perforansvenen geschehen durch entsprechende Hautlängsschnitte, z.B. dorsal der Schienbeinkante zur Erreichung der Cockettschen Perforansvenen, und Erweiterung der Faszienlücke, so daß die Ligatur subfaszial gelegt werden kann. Dabei kann dann auch mit dem Finger subfaszial nach weiteren Perforantes getastet werden. Nach gewissenhaftem Ausstreichen des Beines erfolgen die Naht der Wunden, die Hautdesinfektion und der in einfachen Touren von den Zehengrundgelenken bis zur Leiste gewickelte Kompressionsverband. Postoperativ ist eine gute Überwachung wegen der Gefahr einer Blutung, eines Compartmentsyndroms, einer Nervenschädigung oder ähnlichem erforderlich. Die Mobilisation des Patienten erfolgt noch am gleichen Abend.

Eine Alternative ist die ausschließliche Crossektomie, die auch in Lokalanästhesie durchgeführt werden kann. Es werden – ähnlich wie oben schon beschrieben – die Crosse sorgfältig freipräpariert und alle sternförmig einmündenden Venenäste ligiert und durchtrennt. In nachfolgenden Sitzungen werden dann die varikösen Anteile der Stammvenen und die Seitenastvarikositäten verödet, eventuell auch einzelne Perforansvenen.

Eine besondere therapeutische Aufgabe stellt das Ulcus cruris varicosum dar, da es sehr unangenehm, schmerzhaft und sozialmedizinisch bedeutsam und schwer zu heilen ist. An erster Stelle muß die kausale Therapie des Ulcus stehen, weshalb als erstes eine exakte Diagnose, vor allem mit Hilfe von ausreichenden Phlebographien, gestellt werden muß. Als Basistherapie gelten zunächst die Kompressionsbehandlung des Beines mit Binden oder Kompressionsstrümpfen und die mechanische und enzymatische Reinigung des Ulcus. Mit dieser Behandlung kann schon ein großer Teil der Ulcera zur Abheilung gebracht werden. Bei größeren Geschwüren verspricht eine Defektdeckung mit Hauttransplantationen (Spalthaut,

Reverdinplastik, Vollhautlappen) einen schnelleren und sicheren Heilungserfolg. Auf jeden Fall muß sich nach der Abheilung umgehend der eigentlich sanierende Eingriff zur Verbesserung der Hämodynamik durch die Ausschaltung von klappeninsuffizienten Venenabschnitten und von praktisch immer vorhandenen Perforansinsuffizienzen nach Linton oder Lim anschließen, sei es durch sklerosierende Maßnahmen und/oder Operation: Beseitigung einer Stammvarikose der Saphena magna oder parva durch Stripping, vollständige gezielte Unterbrechung aller insuffizienten Venae perforantes und die Ausschaltung größerer Seitenastvarikositäten. Nur so kann eine dauerhafte Rezidivfreiheit erwartet werden, wobei der Operationszeitpunkt möglichst nicht hinausgezögert werden sollte. Problematisch sind Ulcera, die auf dem Boden eines postthrombotischen Syndroms entstanden sind. Bei diesen ist eine besonders gute phlebographische und funktionelle Diagnostik vonnöten, um bei einer Operation gezielt vorgehen zu können und die Schädigung oder Entfernung der für die Kollateralisation wichtigen Venenabschnitte zu vermeiden. Die Operationsmethode unserer Wahl ist die gezielte Unterbindung und Durchtrennung der insuffizienten Perforansvenen, eventuell die paratibiale Fasziotomie und die Entfernung von Stammvarizen im Unterschenkelbereich sowie größerer Verbindungs- und Seitenastvarikositäten. Die Vena saphena magna sollte möglichst am Oberschenkel als wichtiges Umgebungsgefäß erhalten bleiben. Ausschlaggebend für die Nachbehandlung sind eine konsequente Gewichtsreduktion bei Übergewichtigen, sportliche Betätigung und gute Hautpflege, bei eventuell fortbestehender Neigung zu Unterschenkel- und Knöchelödemen eine konsequent durchgeführte Kompressionstherapie.

Phlebothrombose

Die äthiologischen und pathogenetischen Faktoren der Thromboseentstehung werden treffend nach wie vor von der Virchowschen Trias beschrieben:

Thrombosegefahr besteht bei Wandschädigungen der Venen (traumatisch, entzündlich, degenerativ, allergisch), bei einer Strömungsverlangsamung oder Stase des Blutes (Abflußbehinderungen,

Rechtsherzinsuffizienz, Venenklappeninsuffizienz, Gravidität, Frakturen oder ähnlichem) und bei Veränderungen in der Blutzusammensetzung (Polyzythämie, Polyglobulie, Exsikkose, Thrombozytose, Hyperkoagulopathien). Die tiefen Venenthrombosen sind deshalb von Bedeutung, weil sie sich einerseits lösen und zu oft tödlichen Lungenarterienembolien oder in seltenen Fällen zu paradoxen arteriellen Embolien führen können und weil sie andererseits bei Persistieren fast immer ein postthrombotisches Syndrom mit seinen Folgen oder selten auch eine Phlegmasia coerulia dolens nach sich ziehen.

Am häufigsten sind die tiefen Bein und Beckenvenenthrombosen. Sie geben sich durch eine erhebliche Schwellneigung und Verhärtung, durch eine Zyanose, durch Spontan- und Druckschmerz oder Schmerzen beim Pressen zu erkennen. Oft kommen stark gefüllte Venen oder Varizen hinzu. Stehen oder Sitzen werden als unangenehm empfunden. Auch der Allgemeinzustand kann durch erhöhte Temperatur, Tachykardie, Unruhe, Unwohlsein beeinträchtigt sein. Neben der Schwellung und Zyanose gelten der Waden- und Kniekehlendruckschmerz, der Schmerz bei Dorsalflexion des Fußes (Homannsches Zeichen) und der Fußsohlendruckschmerz (Payrsches Zeichen) als sichere Hinweise auf das Vorliegen einer tiefen Venenthrombose. Die weitergehende Diagnostik beinhaltet dann die Doppler-Sonographie, Farbduplex, Phlebographie und Angio-CT des Beckens.

Nur 2% aller Extremitätenvenenthrombosen haben ihre Lokalisation an den Armen. Die mit Schwellung des Armes, Zyanose und Schmerzen einhergehende Thrombose der Vena subclavia wird nach ihren Beschreibern als Paget-von-Schroetter-Syndrom bezeichnet. Die Ursachen sind

- Kompression im kosto-klavikulären Bereich (z.B. Scalenuslücke, Halsrippe)
- iatrogen (z.B. nach Subklaviakatheter)
- traumatisch (Verletzung des Schultergürtels)
- Überbelastung (= „Effort“-Syndrom)

und weniger häufig Tumorkompression, Hyperkoagulabilität und Rechtsherzinsuffizienz. Die diagnostischen Möglichkeiten sind ähnlich denen der tiefen Beinvenenthrombose. Deutlich sichtbar wird häufig sehr schnell der venöse Kollateralkreislauf an der Schulter. Neben der Lysetherapie mit meist guten Ergebnissen ist die chirurgische Beseitigung der Kompressionsursache, z.B. Halsrippe, Narben- und Sehnenstränge, im Intervall anzustreben. Ein postthrombotisches Syndrom wie am Bein muß nicht befürchtet werden.

Die akute Thrombose der Vena cava superior verursacht das typische Bild der oberen Einflußstauung mit praller Füllung der Halsvenen, Schwellung des Halses, des Gesichts und der oberen Extremitäten, Zyanose der oberen Körperpartie sowie mit der Ausbildung eines sichtbaren Kollateralkreislaufes. Hervorgerufen wird sie meist von malignen Tumoren des Mediastinums, von einer Pericarditis constrictiva, einem Aortenaneurysma, einer Mediastinitis, aber auch von Katheteranwendungsfolgen.

Die akute Thrombose der Vena cava inferior geht mit beidseitiger Beinschwellung und Zyanose einher. Sie kann ausgehen von einer aszendierenden Beckenvenenthrombose. Aber auch Tumorkompression oder -Infiltration, Aortenaneurysmen oder ähnliches sind als auslösender Faktor möglich. Die Gefahr der weiteren Aszension mit Verlegung einer oder beider Nierenvenen oder der Ausbildung eines Budd-Chiari-Syndroms bei Befall von Lebervenen besteht in diesen Fällen ebenso wie die der fulminanten Lungenarterienembolie.

Thrombektomie – Lyse

Die von uns angestrebte Therapie der tiefen Venenthrombosen ist die Lysetherapie, auch wenn die Sofort- und Frühergebnisse bei chirurgischer Beseitigung der frischen thrombotischen Verschlüsse oft hervorragend sind. Die Spätergebnisse der Thrombektomien stellen sich aber nicht besser, sondern eher schlechter als nach Lyse dar. Eine Ausnahme ist nach wie vor die Phlegmasia caerulea dolens, die sofortiges chirurgisches Eingreifen erfordert. Eine Operation ist ebenso dann indiziert, wenn ernsthafte internistische oder sonstige Kontraindikationen für eine Lysetherapie gegeben sind. Die chirurgisch anzugehende Thrombose sollte möglichst im akuten Stadium, jedoch nicht mehr nach drei oder mehr Tagen operiert werden. Nur dann kann man erwarten, den Thrombus in toto entfernen zu können und – was in funktioneller Hinsicht für das operative Langzeitergebnis viel wichtiger ist – die ungestörte Klappenfunktion wieder zu erlangen. Wiedereröffnete Venenabschnitte mit zerstörtem Klappenapparat sind auf Dauer in bezug auf die Entstehung eines postthrombotischen Syndroms mit und ohne Ulcus cruris als weitaus ungünstiger einzuschätzen als primär nicht thrombektomierte, dauerhaft verschlossene Venen.

Ziele der operativen Therapie sind also die

- Wiederherstellung der venösen Strombahn zur Entlastung des akuten Ödems und Vermeidung einer Phlegmasie
- Thrombusentfernung aus den großen Venen zur Verhütung einer Lungenarterienembolie
- Erhaltung der suffizienten Klappenfunktion zur Vermeidung eines postthrombotischen Syndroms

Die Thrombektomie der Bein-Beckenvenen sollte grundsätzlich in Allgemeinanästhesie erfolgen. Der wichtigste Schutz gegen die so gefürchtete intraoperativ provozierte Lungenarterienembolie ist die Anti-Trendelenburg-Lagerung des Patienten und die Beatmung mit einem erhöhten endexpiratorischen Druck. Obwohl diese Maßnahmen als ausreichend gelten dürfen, führen manche Chirurgen noch zusätzlich einen Ballonkatheter (siehe Abb. 11) über die gesunde Seite in die Vena cava inferior ein, um diese für die Dauer des Eingriffs abzublocken. Dies kann auch schon präoperativ etwa durch den Röntgenologen geschehen. Als Zugangsweg zur verschlossenen Vene sind die Kniekehle, der Adduktorenkanalbereich und vor allem die Leiste gut geeignet. Die Femoralisgabel wird von einer subinguinalen Längsinzision aus dargestellt. Die Venen werden vorsichtig angeschlungen, und es erfolgt die von uns immer quer durchgeführte Venotomie direkt in der Gabel. Meist quillt ein dunkelrot glänzender Thrombusanteil schon spontan hervor. Bei Beckenvenensperren wird nun ein Fogarty-Ballonkatheter geeigneter Größe vorsichtig zentralwärts bis in die Cava inferior vorgeschoben (bei maximaler Beintieflagerung und Überdruckbeatmung). Der Ballon wird aufgeblasen und gegen den leichten Widerstand zurückgezogen. Im Idealfall entleert sich schon beim ersten Ballonmanöver der gesamte zusammenhängende Thrombus, es setzt ein kräftiger Reflux ein. Bei unvollständiger Ausräumung sollte der Versuch wiederholt und das Ergebnis durch eine intraoperative Venographie kontrolliert werden. Die tiefen Ober- und Unterschenkelvenen werden nun durch Kompression von außen und/oder durch zentripedales Auswickeln mit einer Esmarchschen Gummibinde ausgepreßt. Falls diese klappenschonende Maßnahme als nicht ausreichend erscheint, wird wiederum ein Fogarty-Katheter in retrograder Richtung vorsichtig und ohne Gewaltanwendung, oft mit viel Geduld, vorgeführt, was meist bis in den Kniebereich hinein gelingt. Beim Zurückziehen entleeren sich dann häufig auch Thromben aus den Nebenästen mit. Nach Einbringen von Heparinlösung wird die Venotomie durch U-Einzelknopfnähte verschlossen. Falls man aus irgendeinem Grund um den Erfolg der Operation fürchten muß, kann man auch zur Erhöhung des venösen Blutflusses eine tem-

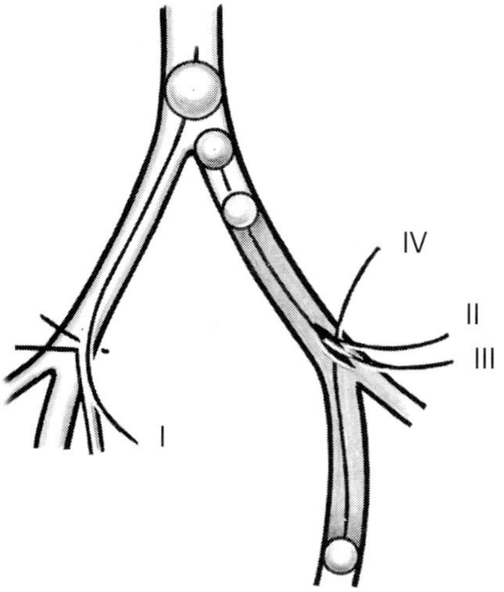

I. Erster Katheter als Emboliesschutz von der gesunden Seite her in die Vena cava inferior eingeführt.
II. Zweiter Katheter als Embolieschutz in der Vena iliaca communis.
III. Thrombektomiekatheter für die Beckenvenen.
IV. Thrombektomiekatheter retrograd in die Vena femoralis superficialis eingeführt.

Abb. 11 Vier Schritte der Thrombektomie mit dem Ballonkatheter nach *Fogarty*

poräre av-Fistel, z.B. mit der Vena saphena magna, anlegen, die etwa sechs bis acht Wochen belassen wird. Neben der aktiven Bewegungstherapie in der postoperativen Phase ist die systemische Antikoagulationstherapie unbedingt erforderlich, um frühe Rezidivverschlüsse und Embolien zu vermeiden.

Zusammenfassend ist jedoch festzustellen, daß die Spätergebnisse der Lysetherapie mindestens ebensogut sind wie die der operativen Behandlung. Die besten Ergebnisse der venösen Thrombektomie sind nur in den ersten Tagen (bis zu drei Tagen) zu erwarten, während die Lyse auch noch zu späteren Zeitpunkten erfolgreich sein kann. Auch bei chronischen Venenverschlüssen mit akutem Schub oder bei Rezidivthrombosen stellt die möglichst sofort nach Auftreten der ersten verdächtigen Symptome einsetzende Lyse das therapeutische Mittel der Wahl dar.

Notfälle in der Gefäßchirurgie

M. Richter

Einleitung

Gefäßchirurgische Notfälle betreffen überwiegend das arterielle, seltener das venöse Gefäßsystem. Die akute Unterbrechung der arteriellen Strombahn führt zur vitalen Bedrohung von Organen oder Extremitäten durch eine aufgehobene oder stark geminderte Perfusion. Die akute Thrombose von Stammvenen birgt die Gefahr einer pulmonalen Embolie oder des postthrombotischen Syndroms in sich.

Es werden folgende Notfälle besprochen:

- arterielle Embolie
- arterielle Thrombose
- Aneurysmaruptur
- aktute Venenthrombose
- Gefäßverletzungen

Arterielle Embolie

Ursachen

Eine arterielle Embolie ist die häufigste Ursache für den akuten Arterienverschluß. Die verschleppten Thromben stammen vorwiegend aus dem Herzen. Es finden sich hier Herzklappenfehler, die absolute Arrhythmie bei Vorhofflimmern, wandständige Thromben bei Zustand nach Myokardinfarkt, Herzwandaneurysmen und die Endocarditis als Ursache (siehe Tab. 1).

Standen vor Jahren noch die rheumatischen Herzklappenfehler und die absolute Arrhythmie bei Vorhofflimmern mit Bildung von

Thromben im Vordergrund, so ist heute die Postinfarktembolie häufig anzutreffen.

Neben dem Herzen als Emboliequelle kommen in etwa 10% arterioarterielle Embolien vor. Artheriosklerotische und aneurysmatische Gefäßwandveränderungen können die Embolieursache sein. Aneurysmen der infrarenalen Aorta oder der Arteria iliaca führen zu Embolien der unteren Extremität. Aneurysmen der Arteria subclavia bzw. die poststenotische Erweiterung der Arteria subclavia beim Thoracic-outlet-Syndrom führen zum akuten Verschluß der Gefäße der oberen Extremität.

Seltenere Ursache für arterielle Embolien sind Herztumoren, vor allem das Vorhofmyxom, die Phlebothrombose (paradoxe Embolie bei offenem Foramen ovale) und Fremdkörper, wie z.B. Katheterteile. Nach einer arteriellen Embolie ist mit einer Rezidivrate von ca. 30% in den ersten Wochen zu rechnen. Unter entsprechender antikoagulativer Therapie kann die Rezidivrate auf ca. 5% gesenkt werden.

kardiale Ursachen	*extrakardiale Ursachen*
Herzklappenfehler	arterielle Aneurysmen
Endocarditis	paradoxe Embolie bei offenem Foramen ovale
absolute Arrhythmie bei Vorhofflimmern	Fremdkörper
Herzwandaneurysmen	
Herztumoren	

Tab. 1 Emboliequellen

Lokalisation

Die Prädilektionsstellen für akute Gefäßverschlüsse durch Embolien liegen an Gefäßbifurkationen. Dabei kann der Embolus durch Aufprall fragmentieren, welches zu multiplen, weiter peripher gelegenen Verschlüssen führt.

60% der aus dem Herzen stammenden Embolie schwemmen in die großen Gefäße des Aortenbogens. Das betroffene Ischämiegebiet liegt zumeist im Gehirn, tritt also klinisch unter dem Bild eines Schlaganfalles auf. Bei den peripheren Extremitätenembolien sind nach *Kappert* folgende Gefäßabschnitte betroffen:

– Arteria femoralis	46%
– Arteria iliaca	15%
– Arteria poplitea	13%
– Aorta	8%
– Arteria axillaris	8%
– Arteria brachialis	6%
– Arteria tibialis	3%

Embolien der hirnversorgenden Gefäße

Obwohl über die Hälfte der aus dem Herzen stammenden Embolie in die supraaortalen Äste abgeschwemmt werden, ist der embolische Verschluß der Carotisbifurkation eine Seltenheit. Der akute Verschluß wird meist durch eine arterielle Thrombose bei vorbestehender arteriosklerotischer Plaquebildung hervorgerufen. Die akute Unterbrechung der extrakraniellen Strombahn führt zum Schlaganfall (progressive stroke). Klinisch im Vordergrund steht die plötzliche motorische Hemiparese mit Sprach- und Sehstörungen.

Entscheidend ist, ob durch die Ischämie nur der Funktionsstoffwechsel oder bereits der Strukturstoffwechsel des Gehirns gestört ist. Je länger die Ischämie besteht bzw. bei Überschreiten der Ischämietoleranzzeit kommt es zur Schädigung des Strukturstoffwechsels mit Untergang von Gehirngewebe und narbiger Ausheilung. Ein erhaltenes Bewußtsein ist hierfür ein Zeichen für den nicht gestörten Strukturstoffwechsel.

Nach *Vollmar* besteht in der Frühphase des akuten Schlaganfalles eine Operationsindikation für eine kleine Gruppe von Patienten, welche folgende Voraussetzungen erfüllen:

- fehlende Bewußtlosigkeit
- Operation innerhalb der ersten sechs bis acht Stunden nach dem Eintritt des ischämischen Insultes

– inkomplette Hemiparese nach computertomographischem Ausschluß einer intrakraniellen Blutung oder eines großen ischämischen Insultes

Bei der akuten Carotischirurgie muß durch Angiographie der extra- und intrakraniellen Gefäßabschnitte gesichert sein, daß die Ursache des progressive stroke ein Verschluß der extrakraniellen Gefäße ist. Es besteht bei Rekonstruktionen der Strombahn die Gefahr der Einblutung in ein ischämisches Areal. Eine katastrophale Verschlechterung des neurologischen Defizits wäre die Folge.

Die notfallmäßige Operation sollte innerhalb einer Zeitgrenze von sechs bis acht Stunden nach Auftreten der Symptomatik erfolgen. Durch die Bildung von Appositionsthromben bei vollständigem Carotisgabelverschluß wird in dieser Zeitspanne auch der intrakranielle Teil des Gefäßes verlegt. Mit dem Erreichen des Carotissiphon an der Schädelbasis durch die Thrombose besteht Inoperabilität.

Das gefäßchirurgische Vorgehen entspricht dem bei chronischen Verschlußprozessen. Es wird hier auf das Kapitel Carotischirurgie Seite 135 ff. verwiesen.

Extremitätenembolien

Ein embolischer Verschluß der Extremitätenarterien gehört mit zu den häufigsten gefäßchirurgischen Notfällen. Als Folge beobachten wir eine komplette oder inkomplette Ischämie der Extremität. Die komplette Ischämie ist klinisch zu diagnostizieren. Bereits 1954 formulierte *Pratt* folgende Symptome (6 x P):

pain	Schmerz
paleness	Blässe
parasthesia	Gefühlsstörung
pulslessness	Pulsverlust
paralysis	Bewegungseinschränkung
prostration	Schock

Die Patienten können oft den blitzartigen Beginn zeitlich genau festlegen. Bei ungefähr der Hälfte der Patienten liegt ein inkomplettes Ischämiesyndrom vor. Es treten dabei Schmerzen und eine Muskelschwäche auf. In zeitlicher Reihenfolge werden durch die Gewebshypoxie nacheinander geschädigt Nerv – Muskel – Haut. Somit stellt bei der inkompletten Ischämie der Verlust der Oberflächensensibilität ein fortgeschrittenes klinisches Zeichen dar.

Eine Differenzierung zwischen der kompletten und inkompletten Ischämie ist jederzeit mit dem Taschendopplergerät möglich. Sind über den peripheren Arterien noch Dopplersignale hörbar, handelt es sich um eine inkomplette Ischämie.

Eine aufwendige apparative Diagnostik ist nicht notwendig, die Diagnose einer arteriellen Embolie ist eine klinische. Differentialdiagnostisch muß man an eine akute arterielle Thrombose, die Phlegmasia caerulea dolens oder ein Raynaud-Syndrom denken.

Nach der Diagnosestellung ist der wichtigste Faktor die Zeit. Mit voranschreitender Zeit verschlechtert sich die Prognose. Die Muskelnekrosen führen zur Azidose, Hyperkaliämie und Myoglobulinämie mit der Gefahr des Nierenversagens. Auch die Extremität an sich ist vital bedroht. Die Amputationsrate steigt mit andauernder Ischämiezeit. Zu den präklinischen Notfallmaßnahmen gehört die sofortige Analgetikaapplikation mit 25 bis 30 mg Pethidin intravenös. Die sofortige Gabe von 10 000 I.E. Heparin intravenös verhindert eine Bildung von Appositionsthromben.

Durch die Appositionsthromben werden eventuell wichtige Kollateralen bzw. ein bis dahin unvollständig verschlossenes Gefäß verlegt, welches von einer inkompletten zu einer kompletten Ischämie führt. Der Patient sollte sofort mit dem Rettungsdienst einer chirurgischen Klinik vorgestellt werden. Die operative Therapie kann überall durchgeführt werden und ist nicht an eine Gefäßchirurgie gebunden.

Operative Therapie der arteriellen Embolie der unteren Extremität

Die Embolektomie findet fast ausschließlich in Lokalanästhesie statt. Nach einer Prämedikation von 0,5 bis 1 mg Atropin wird dem Patienten ein peripher venöser Zugang gelegt. Es erfolgt immer eine EKG-Überwachung. Danach wird die Leistenregion mit 50 bis 100 ml Mepivacain infiltriert. Der Hautschnitt wird in Längsrichtung über ca. 8 cm geführt (siehe Abb. 1). Er beginnt in der Mitte der

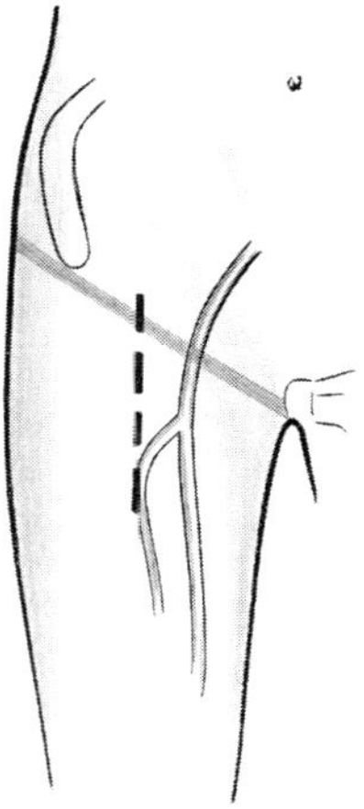

Abb. 1
Hautinzision in der Leistenregion zur Embolektomie

Linie zwischen der Spina iliaca anterior superior und dem Tuberculum pubicum. Bei der Durchtrennung des Subkutangewebes werden die Lymphbahnen und -knoten nach medial abgedrängt.

Nach der Darstellung des medialen Randes des Musculus sartorius wird 1 cm medial davon die Faszie inzidiert. Danach kann die Arteria femoralis communis dargestellt werden. Ein Kalibersprung in dieser Arterie zeigt uns den Abgang der Arteria profunda femoris, welche bei 40 % der Patienten nach dorsal entspringt. Oft liegt der Ursprung der Arteria circumflexa femoris medialis gegenüber des Profundaabganges und wird deshalb als „Zeigerarterie“ bezeichnet, da sie uns den Weg zur Profunda weist. Nach der Freipräparation der Gefäße werden diese angeschlungen. Alle drei Gefäße werden mit atraumatischen Gefäßklemmen geklemmt. Wir führen die Arteriotomie ungefähr 2 cm oberhalb der Bifurkation quer durch. Manche Autoren empfehlen eine Längsarteriotomie.

Nun wird zuerst die Arteria femoralis superficialis mit einem Fogarty-Katheter sondiert. Der Katheter wird so weit als möglich in die Arterie vorgeschoben und in geblocktem Zustand zurückgezogen. Dabei kann durch den geblockten Ballon thrombotisches und embolisches Material aus der Arterie entfernt werden. Der Vorgang muß wiederholt werden, bis kein Material mehr gewonnen wird und ein guter Blutreflux besteht. Das gewonnene Material ist gerade hinsichtlich der zunehmenden Endocarditis einer bakteriologischen und histologischen Untersuchung zuzuführen. Nun werden 50 ml Heparinlösung (5000 I.E. Heparin auf 100 ml 0,9% NaCl) instilliert und das Gefäß abgeklemmt. Gleiches Manöver in der Arteria profunda femoris. Zum Schluß wird die Arteria femoralis communis nach zentral sondiert und eventuell thrombotisches Material entfernt. Es muß nachfolgend ein kräftiger und pulsatiler Bluteinstrom bestehen.

Die Querarteriotomie wird mit 5 x 0 oder 6 x 0 monofilem, nicht resorbierbarem Nahtmaterial direkt verschlossen. Der fortlaufende Nahttechnik steht hier alternativ die Einzel-U-Nahttechnik gegenüber. Die Nahttechnik richtet sich vorwiegend nach der Beschaffenheit der Gefäßwand. Nach dem Einlegen einer Redondrainage wird die Wunde mehrschichtig verschlossen.

Dieses Vorgehen der Fernembolektomie mit einem Ballonkatheter wurde 1963 von *Fogarty* inauguriert. Obwohl es ein leicht durchzuführendes Manöver darstellt, können Komplikationen auftreten. Durch ein übermäßiges Aufblasen des Ballons und forciertes Einführen bzw. Zurückziehen des Katheters kann die Gefäßwand geschädigt werden. Der Ballon ist durch eine ständig wechselnde Dosierung des Füllungszustandes dem Gefäßlumen anzugleichen. Postoperativ sollte eine Heparintherapie durchgeführt werden. Individuell und nach kardialer Diagnostik (Echokardiographie) ist zu entscheiden, ob eine Kumarindauertherapie eingeleitet werden sollte oder ein Thrombozytenaggregationshemmer verordnet wird.

Operative Therapie der arteriellen Embolie der oberen Extremität

Die Embolie der oberen Extremität ist seltener als an der unteren Extremität. Nur ca. 20% der Embolien treffen den Arm. Die Lokalanästhesie wird entsprechend der Leistenregion durchgeführt, ebenso die allgemeinen Operationsvorbereitungen sowie die Überwachung. Der Arm wird im Schultergelenk 90 ° abduziert gelagert. Die Hand ist in Supinationsstellung.

Der Hautschnitt verläuft S-förmig über die Beugefalte des Ellenbogengelenkes (siehe Abb. 2). Der Beginn liegt medial im Sulcus mus-

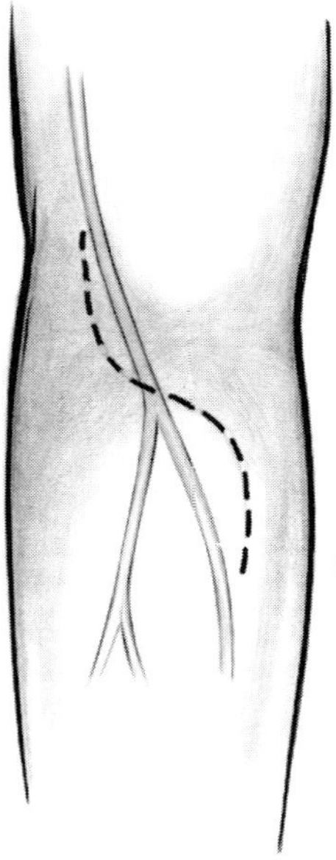

Abb. 2
Hautinzision in der Ellenbeuge zur Freilegung der Arteria brachialis

culus bicipitalis. Nach Durchtrennung des Subkutanschicht muß zur Darstellung der Arteria cubitalis der lacertus fibrosus durchtrennt werden. Der Nervus medianus liegt hier medial der Arterie. Nach dem Anschlingen des Gefäßes werden die Gefäßklemmen plaziert. Auch hier legen wir die Arteriotomie quer an. Das weitere Vorgehen entspricht dem an der Femoralisgabel. Es besteht die Gefahr der Verschleppung von thrombotischen Material in die Arteria carotis communis dexter und damit einer zerebralen Embolisation. Dies kann durch eine zeitweilige äußere Kompression der Arteria carotis communis während des Fogartymanövers verhindert werden.

Embolische Mesenterialarterienverschlüsse

Der embolische Verschluß von Mesenterialarterien ist mit einer Häufigkeit von unter 1% Ursache für ein akutes Abdomen. Meistens ist die Arteria mesenterica superior oder deren Äste betroffen. Hier werden 4 bis 5% aller Embolien gefunden. Von prognostischer Bedeutung ist die Lokalisation des Verschlusses. So droht bei Verschluß des Truncus coeliacus eine Nekrose der gesamten Oberbauchorgane, bei weiter peripheren Embolien die Nekrose einzelner Darmsegmente. Die Ischämietoleranzzeit des Darmes beträgt zwei bis drei Stunden. Nach dem klinischen Bild wird ein phasenhafter Verlauf unterschieden:

1. Initialstadium	akute abdomielle Beschwerden, Erbrechen, Schweißausbruch, Tachykardie
2. Latenzsstadium	Rückbildung der Schmerzen, Darmparalyse, schwer gestörtes Allgemeinbefinden
3. Stadium der Nekrose	Zeichen der Peritonitis, toxisches Organversagen

Unter dem klinischen Bild eines aktuen Abdomens sollte umgehend laparotomiert werden. Die Ergebnisse nach Probelaparotomie sind günstiger, als nach langwieriger spezieller Diagnostik (Mesenterialgefäßdarstellung). Dies bedeutet nur einen Zeitverlust. Eine lokale Lysetherapie ist wegen der doch notwendigen Laparotomie zur Beurteilung der durchblutungsgestörten Darmwand selten indiziert.

Der Eingriff wird in Allgemeinanästhesie und Rückenlage durchgeführt. Nach medianer Ober- und Unterbauchlaparotomie wird das Netz mit dem Colom transversum nach kranial verlagert, um sich einen infrakolischen Zugang zur Aorta zu verschaffen. Der gesamte Dünndarm wird nach rechts eventriert. Nach Mobilisation der Flexura duodenojejunalis wird das Retroperitoneum über der Aorta in Höhe der Nierenarterienabgänge eröffnet und somit die Arteria mesenterica superior dargestellt. Die Längsarteriotomie sollte ungefähr 4 cm distal des Aortenabganges der Arterie liegen. Nach dem Durchführen des Forgartymanövers nach peripher und nach zentral wird in beide Gefäßregionen Heparinkochsalzlösung instilliert. Die Arteriotomie kann durch eine Direktnaht oder mit Hilfe eines Venenpatches verschlossen werden. Das Retroperitoneum wird vor dem Verschluß drainiert.

Schwierig erscheint die Beurteilung der Erholungsfähigkeit des Darmes von der Ischämie. Im Zweifelsfalle sollte nach 24 Stunden eine Relaparotomie (second look) durchgeführt werden. Bei irreversibler Darmschädigung muß primär ausreichend reseziert und gegebenenfalls ein Anus praeter angelegt werden.

Nierenarterienembolie

Die Nierenarterienembolie ist oft durch einen erhaltenen Kollateralkreislauf über aberrierende Polgefäße klinisch schwer faßbar. Bei den seltenen Totalverschlüssen einer singulären Nierenarterie kommt es nach 60 bis 90 Minuten zur Infarzierung des gesamten Organes. Diese geht mit heftigen, kolikartigen Schmerzen einher. Kleinere Infarkte verursachen nur geringe Schmerzen im Nierenlager, eine Hämaturie und Leukozytose. Zur gezielten Diagnosestellung ist eine selektive angiographische Darstellung der Nierenarterien notwendig. In der Regel sollte bei gesicherter Diagnose sogleich die lokale Katheterlyse erfolgen. Der operative Zugang zu den Nierenarterien entspricht dem zur Arteria mesenterica superior. Intraoperativ ist eine Direktembolektomie über eine Längsarteriotomie anzustreben.

Arterielle Thrombose

Ursachen

Das Ursachenspektrum einer akuten arteriellen Thrombose ist weit gefächert. Trotzdem ist mit ungefähr 90% die Abstrombehinderung durch die ausgedehnte Arteriosklerose der bedeutendste Faktor für die Thrombosierung (siehe Tab. 2). Weiterhin spielen Gefäßtraumen, hier insbesondere die stumpfe Gewalteinwirkung, und hämatologische Erkrankungen eine Rolle. Bekannt sind die akuten Arterienverschlüsse durch Thromben bei der Thrombozytose und der Polyzytämie.

In letzter Zeit zunehmend sind die iatrogenen Ursachen:
- dislozierte intravaskuläre Stents
- intraarterielle Punktionen und Injektionen

- vorangegangene gefäßchirurgische Eingriffe
- Zustand nach Bestrahlung
- Einnahme von Ovulationshemmern

90%	Arteriosklerose
10%	Gefäßtraumen, hämatologische Erkrankungen, iatrogene Ursachen

Tab. 2 Ursachen für arterielle Thrombosen

Diagnostik

Die arterielle Thrombose ähnelt in ihrem klinischen Bild einem embolischen Verschluß. Es tritt hierbei gehäuft eine inkomplette Extremitätenischämie auf. Ungefähr 25% betreffen die leichte und 40% die mittelschwere Form des Ischämiesyndroms. Die Diagnostik richtet sich nach den gleichen Kriterien wie bei der arteriellen Embolie. Bei einem akuten kompletten Ischämiesyndrom ist auch hier nach der klinischen Untersuchung die Entscheidung zur operativen Therapie zu treffen. Anamnestische Hinweise (bekannte arterielle Verschlußkrankheit, eingeschränkte Gehstrecke, vorangegangene gefäßchirurgische Operationen) sowie der Vergleich des Pulsstatus zur Gegenseite können zur Diagnose einer Thrombose leiten. Bei inkompletter Ischämie sollte bald eine angiographische Untersuchung durchgeführt werden. Anhand der gefäßmorphologischen Darstellung werden dann differtialtherapeutische Entscheidungen getroffen.

Therapie

In der Behandlung der arteriellen Thrombose stehen uns drei Verfahren zur Verfügung. Die operative Therapie ist in den letzten Jahren durch die arterielle Katheterthrombolyse und die perkutane transluminäre Angioplastie ergänzt worden.

Bei den peripheren arteriellen Thrombosen ist für jeden Patienten die Entscheidung der Therapieform individuell nach dem klinischen, angiographischen und dopplersonographischen Befund zu treffen. In der operativen Therapie kann die direkte und indirekte

Thrombektomie durchgeführt werden, welche dem operativen Vorgehen einer Embolektomie entspricht.

Die arterielle indirekte Thrombektomie mittels eines Fogarty-Katheters ist bei kompletter Ischämie das Mittel der Wahl. Ältere und oft an der Intima anhaftende Thromben müssen vorsichtig mit dem Ringstripper gelöst werden. Hier bedarf es ausreichender Erfahrung und Sorgfalt, damit keine Intimaverletzungen entstehen. Der Ringstripper wird über den liegenden Fogarty-Katheter vorgeschoben und damit die Thrombusanteile von der Gefäßwand getrennt. Die gelösten Thrombusanteile werden nachfolgend durch das Zurückziehen des geblockten Katheters entfernt. Man stellt damit den Zustand vor der Thrombosierung her und beseitigt die akute Ischämie. Dadurch wird die Extremität erhalten und Zeit für eine weiterführende Diagnostik gewonnen. Diese sollte in einer sofortigen Angiographie bestehen. Je nach Möglichkeit kann diese bereits intraoperativ durchgeführt werden. Erst nach Beurteilung des Angiogramms kann die definitve Therapie zur Beseitigung der Ursache festgelegt werden.

Aneurysmaruptur

Aneurysmen betreffen sowohl die Aorta wie die peripheren Arterien. Im Bereich der Aorta sind diese zu ungefähr 95% im infrarenalen Aortenabschnitt lokalisiert, also im Abschnitt IV der Aorta (siehe Abb. 3). Die Ursachen sind in einem gegenüber den höher gelegenen Aortenabschnitten veränderten Wandaufbau sowie der relativ freien Lage im Retroperitonealraum, es kommt somit zu keiner engen Organbeziehung, zu sehen. Weiterhin kann durch die Aortenbifurkation eine Wirbelbildung bzw. Reflexionswelle im Blutstrom entstehen, welche eine verstärkte Wandbelastung zur Folge hat.

Die Rupturgefahr eines Aortenaneurysmas nimmt mit der Zunahme des Aneurysmadurchmessers zu. Dem Laplaceschen Gesetz folgend, steigert sich die Wandspannung mit der Zunahme des Durchmessers. Deshalb erscheint die Größenbestimmung des Aneurysmas als wichtigster Faktor für die Prognose. Als Untersuchungsmethoden haben sich heutzutage die Sonographie als Screening-Methode

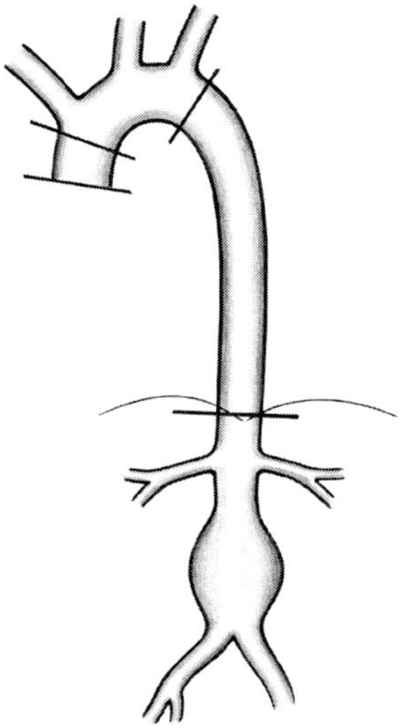

Abb. 3
Aneurysma der infrarenalen Aorta (Abschnitt IV)

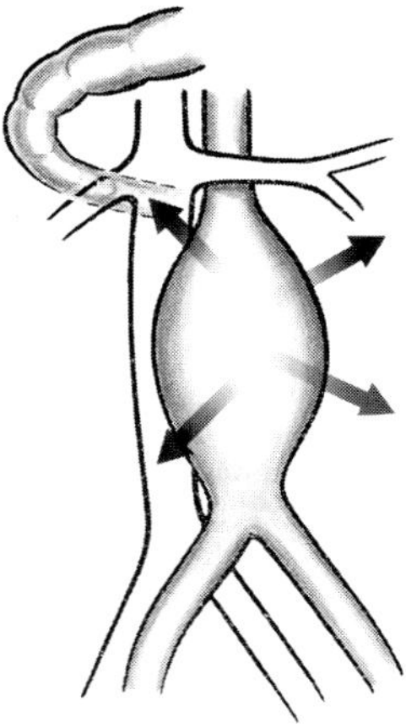

Abb. 4
Rupturlokalisationen beim infrarenalen Aortenaneurysma

und die Computertomographie etabliert. Trotzdem liegt beiden Verfahren eine Fehlerbreite von ungefähr 0,8 cm zugrunde. Bei der Diagnosestellung eines infrarenalen Aortenaneurysmas sollten die Patienten elektiv operiert werden. Nur so kann einer drohenden Aneurysmaruptur vorgebeugt werden. Die Ruptur stellt eine akute vitale Bedrohung des Patienten dar und bedarf einer sofortigen operativen Therapie möglichst in einer gefäßchirurgischen Klinik mit entsprechender intensivmedizinischer Behandlungsmöglichkeit. Trotz der Verbesserung der prä-, peri- und postoperativen Therapie in den letzten Jahren ist im Stadium der Ruptur mit einer Sterblichkeit von 50% zu rechnen.

Rund 75% der infrarenalen Aneurysmen rupturieren in das Retroperitoneum, 20% dagegen in die freie Bauchhöhle. Selten zu beobachten sind Rupturereignisse in das Duodenum oder die untere Hohlvene (siehe Abb. 4). Ausgehend von den verschiedenen Lokalisationen der Ruptur unterscheidet sich auch die klinische Symptomatik. Die häufigen retroperitonealen Rupturen führen charakteristisch zu Rückenschmerzen, seltener zu Bauchbeschwerden. Diese Symptomatik wird oft fehlgedeutet und als Lumbalgie oder Nierenkolik therapiert. Durch eine Selbsttamponade im Retroperitoneum ist der Blutverlust mit Ausbildung eines hypovolämischen Schockzustandes eher selten. Dies steht im Vordergrund bei den Rupturen in die freie Bauchhöhle. Hier beobachten wir die Zeichen eines akuten Abdomens mit Volumenmangelschock.

Die Therapie der Wahl ist die sofortige Operation. Der Zugang zur Bauchhöle erfolgt über eine mediane Laparotomie vom Xiphoid bis kurz oberhalb der Symphyse unter Linksumschneidung des Nabels. Nach dem Eröffnen des Peritoneums wird durch Verlagerung des Dick- und Dünndarmes das Retroperitoneum dargestellt. Oft besteht eine Tamponade der Rupturstelle durch ein ausgeprägtes Hämatom. Dieses Hämatom sollte bleiben, bis man den oberhalb des Aneurysmas gelegenen Aortenbereich freipräpariert und zum Anbringen einer Aortenklemme unter Kontrolle hat. Nach Spaltung des Retroperitoneums sollte schnell und zielstrebig unter bidigitaler Präparation dieser Aortenbereich aufgesucht und die Klemme plaziert werden. Zu achten ist hierbei auf die meist vor der Aorta kreuzende linke Nierenvene, welche in besonderen Situationen durchtrennt werden kann, sowie auf beide Nierenarterienabgänge. In seltenen Situationen ist ein zeitweiliges Abklemmen des suprarenalen Aortenbereiches notwendig. Nach dem weiteren Präparieren sollte dann aber nach wenigen Minuten in die infrarenale Position umgeklemmt werden.

Alternativ zur zentralen Blutsperre mittels einer Aortenklemme stehen die digitale Kompression und das Einschwemmen eines Blockadekatheters zur Verfügung. Beide Verfahren dienen der Beherrschung einer akuten Blutung und sollten nach Kontrolle derselben durch gezieltes Klemmen der Aorta ersetzt werden. Nach Kontrolle des zentralen Bluteinstromes wird beidseits die Beckenstrombahn atraumatisch geklemmt. Als Aortenersatz verwenden wir primär dichte Dacrongefäßprothesen (siehe Abb. 5). Hierbei sollte möglichst eine Rohrprothese zur Anwendung kommen, was bei über der Hälfte der Patienten möglich ist. Das weitere operationstechnische Vorgehen entspricht nunmehr demjenigen der elektiven Aneurysmachirurgie und ist im entsprechenden Kapitel aufgeführt.

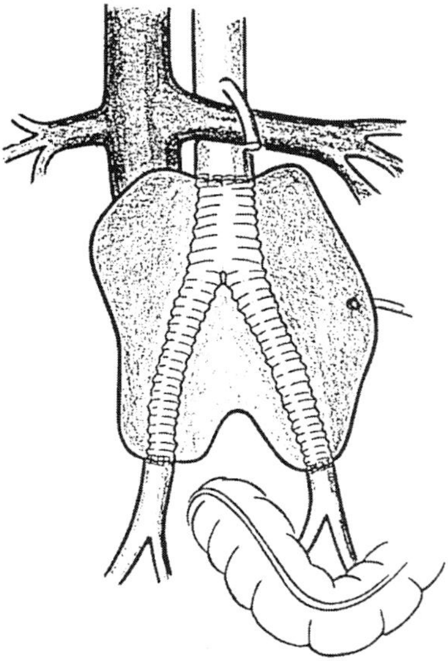

Abb. 5
Infrarenaler Aortenersatz mit primär dichter Dacronprothese

Periphere arterielle Aneurysmen sind seltener als Aneurysmen der Aorta. Es gibt mehrere Ursachen für die Genese dieser Aneurysmen. Hauptsächlich ist hier die Arteriosklerose zu nennen, aber auch poststenotische Aneurysmen sowie mykotisch und kongenital bedingte sind zu beobachten. Bei der Lokalisation sind sie am häufigsten im femoropoplitealen und iliakalen Bereich anzufinden. Arterielle Aneurysmen im supraaortalen Bereich sowie im Bereich des Armes sind eine Seltenheit.

Periphere arterielle Aneurysmen können eine Ursache für einen akuten Gefäßverschluß sein. Zum einen ist jedes Aneurysma mit einer Teilthrombosierung eine potentielle Emboliequelle, zum anderen kann durch eine vollständige Thrombosierung das Aneurysma selbst die Strombahnunterbrechung darstellen.

Dies wird häufig bei dem Aneurysma der Arteria poplitea beobachtet. Das Popliteaaneurysma ist mit ca. 70% das häufigste Aneurysma der peripheren Arterien. Es wird bei ungefähr 75% aller Patienten aufgrund einer akuten Symptomatik des Patienten diagnostiziert. Wie bereits genannt, kommt es durch Thrombosierung bzw. Embolisation aus dem Aneurysma zur aktuen Ischämie. Durch Kompression auf die tiefen Beinvenen kann es auch zu einer tiefen Beinvenenthrombose kommen. Patienten mit einem Popliteaaneurysma müssen auf weitere Aneurysmen untersucht werden. Oft ist ein beidseitiges Auftreten des Popliteaaneurysmas oder die Kombination mit Aneurysmen anderer Lokalisation zu sehen. Hier ist hervorzuheben, daß bei rund einem Drittel aller Patienten zusätzlich ein Bauchaortenaneurysma vorherrscht. Die Ruptur eines peripheren arteriellen Aneurysmas ist eine Seltenheit.

Akute Venenthrombose

Die Störung des physiologischen Gleichgewichtes im Gerinnungssystem führt entweder zur Blutung oder zur intravasalen Gerinnung mit Unterbrechung der Strombahn. Trotz neuerer wissenschaftlicher Erkenntnisse auf dem Gebiet der Hämostase behält die Virchowsche Trias Gültigkeit. Sie besagt, daß bei der Entstehung venöser Thrombosen drei Faktoren entscheidend sind:

1. Schädigung der Gefäßwand
2. Störung im Gerinnungssystem
3. Verlangsamung des Blutstromes

Die Klinik der hier zu besprechenden tiefen Beinvenenthrombose kann äußerst variieren. In ca. 5 bis 10% der Fälle beobachtet der Patient an der betroffenen Extremität keine Veränderungen, so daß die pulmonale Embolie erstes Symptom der Beinvenenthrombose ist. Klassische klinische Zeichen sind der Spannungsschmerz des Beines sowie Druckschmerzhaftigkeit an der Wade, entlang des Adduktorenkanals und in der Leistenregion. Zahlreiche Autoren fanden typische Zeichen, welche nach ihnen benannt wurden. So wurde ein Zeichen nach *Homans,* Schmerzauslösung in der Wadenmuskulatur bei Dorsalflexion des Fußes, sowie ein Zeichen nach *Pratt* benannt, wobei sich die vor der Tibia gelegenen Venen erweitert finden.

In der Therapie der akuten tiefen Beinvenenthrombose stehen drei Verfahren zur Verfügung:

1. operative Thrombektomie
2. konservative Therapie mit Ruhigstellung der Extremität und Antikoagulantientherapie
3. systemische Lysetherapie

Nach *Heberer* und *Van Dongen* (3) besteht eine Kontraindikation zur operativen Therapie:

absolut:
progessives Tumorleiden, isolierte Unterschenkelvenenthrombose, fehlende Narkosefähigkeit, Gefahr lokaler Wundheilungsstörungen

relativ:
Alter der Thrombose (> 14 Tage),
Alter < 65 Jahre,
klinisch wirksame Lungenembolie

und eine Kontraindiaktion zur Lysetherapie:

absolut:
hämorrhagische Diathese, vorausgegangene Operation innerhalb von zehn Tagen, ZNS-Trauma, Apoplexie, Hypertonus, Magen-Duodenalulcus, Nierensteine, akute Pancreatis, Endocarditis, progressives Tumorleiden, i.m. und i.a. Injektionen jünger als zehn Tage, Schwangerschaft, Phlegmasia coerulea dolens

relativ:
Alter (> 65 Jahre),
Diabetes mellitus,
Alter der Thrombose (> 14 Tage)

Der operative Eingriff der venösen Thrombektomie wird in Rückenlage und in Allgemeinnarkose ausgeführt. Der Patient sollte mit positiv endexspiratorischem Beatmungsdruck (PEEP) beatmet werden. Hierbei sollte der Oberkörper 40 bis 60 cm hochgelagert sein (Anti-Trendelenburg-Lage). Mit beiden Maßnahmen wird der venöse Rückstrom zum Herzen gedrosselt und die Gefahr einer pulmonalen Embolie reduziert.

Der operative Zugang zur Vena femoralis als Ort der Wahl für eine Thombektomie erfolgt in ähnlicher Weise wie zur Arteria femoralis, wobei dieses Gefäß als Leitstruktur beim Auffinden der Vene gilt. In der Leistenregion liegt die Vene medial der Arterie. Die Vena femoralis sollte nur sparsam freipräpariert werden, um sie in ihrem mit der Umgebung aufgespannten Fasergeflecht zu halten. So kann ein späteres Aneinanderliegen der Venenwände verhindert werden. Es muß die Vena profunda femoris in jedem Falle dargestellt werden.

Der Zugang zur Vene erfolgt über eine Querinzision. Es wird nunmehr zuerst nach zentral ein Blockadekatheter vorgeschoben, welcher mit Kontrastmittel gefüllt wird. So kann röntgenologisch die Lage des Katheters kontrolliert und eventuell korrigiert werden. Er sollte in der Vena cava inferior liegen. Nachfolgend wird mit einem kleineren Fogarty-Katheter thrombektomiert, bis kein thrombotisches Material mehr gewonnen wird. Es sollte anschließend von zentral ein guter Bluteinstrom herrschen. Die Entfernung der Thromben aus dem Bein erfolgt über äußere Kompression der Wadenweichteile, wobei von der Knöchelregion beginnend nach kranial vorgegangen wird. Es muß mit beiden Händen rhythmisch und stark komprimiert werden, eventuell helfen zeitweilig kräftige Faustschläge, um alles thrombotische Material zu mobilisieren. Anschließend wird das gesamte Bein mit einer Esmarchschen Binde gewickelt, um die Kompression aufrecht zu halten. Entsprechend der Virchowschen Trias wird zur Strömungsbeschleunigung abschließend eine arteriovenöse Fistel angelegt.

Gefäßverletzungen

Die Häufigkeit von Gefäßverletzungen wird in der Literatur sehr unterschiedlich angegeben. Exakte Angaben gehen aus den Berichten über die Kriegsverletzungen im Vietnamkrieg hervor. Hier sind rund 2% aller Verletzungen im Bereich des Gefäßsystems lokalisiert. Außerhalb der Kriegszeiten sind Arterienverletzungen seltener anzutreffen. Oft treten sie im Zusammenhang mit einem Polytrauma auf.

Rund 30% der Arterienverletzungen sind die Folge ärztlichen Handelns. Sie werden im Rahmen zunehmender invasiver Diagnostik und Therapie, insbesondere auf den Gebieten der Kardiologie und Radiologie, aber auch im Zusammenhang mit operativen Eingriffen beobachtet.

In der Klassifikation nach *Linder* und *Vollmar* (1965) werden direkte von indirekten und deren Folgezustände unterschieden (siehe Tab. 3).

Direkte Verletzungen

1. scharfes Trauma
   - Schnitt, Stich, Schuß
   - iatrogen (Angiographie, Herzkatheter, Operation, i.a. Injektion)
2. stumpfes Trauma
   - Kontusion (Thrombose)
   - Kompression (Hämatom, Frakturen)
   - Konstriktion (schnürender Verband)

Indirekte Verletzungen

1. Überdehnungsriß
2. Dezeleration (Aorta thoracica)
3. Arteriospasmus

Folgezustände

1. Akute Thrombose
2. Infektion
3. peripheres Ödem, Torniquet-Syndrom
4. pulsierendes Hämatom
5. arterielles Aneurysma
6. arteriovenöse Fistel

Tab. 3 Arterienverletzungen (Klassifkation nach Linder und Vollmar)

Diagnostik

Die klinische Untersuchung einer durch direkte oder indirekte Gewalteinwirkung verletzten Extremität steht im Vordergrund der Diagnosefindung. Bei offenen Verletzungen sind große Hämatome oder starke Blutungen sichere Zeichen für eine Gefäßbeteiligung. Diese können jedoch bei frühzeitiger Thrombosierung des verletzten Gefäßes durch die sich einrollende Intima fehlen und die Diagnosestellung dadurch erschweren. Ebenso ist die Situation bei den indirekten Gefäßverletzungen.

Wichtig ist das Palpieren der peripheren Pulse. Es ist zu beachten, daß nur ein kräftig und deutlich zu tastender Puls ein sicheres Zeichen für das nicht verletzte Gefäß ist. Der Seitenvergleich bringt dabei Aufschlüsse über die Pulsqualität. Erschwert werden kann die Pulsbeurteilung der peripheren Arterien durch gleichzeitiges Auftreten einer Schocksituation bzw. bei den oft polytraumatisierten Patienten. Das Palpieren sämtlicher Pulse sollte bei einem Polytraumatisierten zur Routineuntersuchung gehören. Nur so kann man den klinischen Verdacht auf zentrale Gefäßläsionen (Aortenruptur) erheben. Es sollte dann sofort eine weiterführende Diagnostik eingeleitet werden. Sind die peripheren Pulse nicht sicher bzw. nur schwach palpabell, schließt sich sofort eine Untersuchung mit dem Taschendopplergerät an. Das Fehlen von Dopplersignalen über den typischen peripheren Ableitungsorten bzw. ein 50% gegenüber dem Systemdruck verringerter peripherer Verschlußdruck sprechen für das Vorliegen einer Gefäßverletzung.

Eine zentrale Stellung in der Diagnostik nimmt die Angiographie ein. Sie ist schnell durchführbar und zuverlässig. Mit ihr kann oftmals erst eine Gefäßverletzung erkannt und lokalisiert werden. Ein besonderer Stellenwert kommt der Angiographie in der Differenzierung eines akuten Ischämiesyndroms durch ein Trauma bei gleichzeitig bestehender arterieller Verschlußkrankheit zu.

Das diagnostische Vorgehen hat sich vor allem am klinischen Bild zu orientieren. Bei der Verletzung größerer Gefäße mit freier Blutung ist jede weitere Untersuchung nur ein Zeitverlust. Hier ist schnelles Handeln notwendig. So ist eine durch eine Arterienverletzung bedingte akute Ischämie einer Extremität sofort operativ zu beheben. Der Zeitfaktor steht hierbei im Vordergrund. Besteht die Ischämie über mehrere Stunden, ist mit einem ausgeprägten postoperativen Ödem zu rechnen. Wird die Sechs-Stunden-Grenze überschritten, bildet sich ein Kompartment-Syndrom heraus. Die Amputationsrate von 5% nach fünf bis sechs Stunden Ischämiezeit steigt auf 30% nach vierundzwanzig Stunden und auf über 60% nach achtundvierzig Stunden zwischen Trauma und definitiver Versorgung.

Therapeutische Richtlinien

Arterienverletzungen

Heute ist die Rekonstruktion der arteriellen Strombahn als obligat anzusehen. Dabei ist entscheidend, daß der peripher und zentral der Verletzung gelegene Gefäßabschnitt gut einsehbar ist. Dies ist bei der Schnittführung und Freilegung des betroffenen Gefäßbereiches zu berücksichtigen. Bei offenen Verletzungen sollte dies durch eventuell notwendige Erweiterungsschnitte bzw. eine Längsarteriotomie bis in das sicher unverletzte Gefäß gesichert werden. Nur so kann eine unverletzte Gefäßwand beurteilt und z.B. Initmaeinrisse bzw. Intimaeinrollungen erkannt werden.

Glatte Stich- und Schnittverletzungen können mit monofilem, nicht resorbierbaren Nahtmaterial der Stärke 6 x 0 bzw. 7 x 0 direkt genäht werden. Kleinere Defekte sind bis zu einer Strecke von 2 cm zu resezieren und anschließend nach ausreichender Mobilisation der Gefäßstümpfe durch eine End-zu-End-Anastomose wieder zu vereinigen. Es muß in jedem Fall eine spannungsfreie Anastomosierung erreicht werden. Bei größeren Defekten wird der verletzte Bereich mit einem Interponat überbrückt. Hierbei sollte in erster Linie autologe Vena saphena magna verwendet werden. Diese muß möglichst aus einem nicht mitverletzten Bereich entnommen werden. Gefäßersatz durch Kunststoffprothesen ist mit einem deutlich erhöhten Infektionsrisiko verbunden.

Grundsätzlich ist vor der Herstellung der arteriellen Strombahn nach peripher und zentral ein Fogartymanöver auszuführen und Heparinkochsalzlösung in die betroffenen Gefäßregionen zu instillieren. Nach Rekonstruktion des verletzten Gefäßabschnittes sollte möglichst eine Deckung der Anastomose bzw. des Interponates mit gesundem, gut durchbluteten Weichteilgewebe angestrebt werden. Dies ist wesentlich von dem Schweregrad der Verletzung abhängig, daher nicht immer durchführbar. Ist dies der Fall, muß eine extraanatomische Rekonstruktion die Durchblutung des weiter peripher gelegenen Körperteils sichern. Ist die Sechs-Stunden-Grenze der Ischämiezeit überschritten, muß frühzeitig fasziotomiert werden. Nur so kann einem Kompartment-Syndrom vorgebeugt werden.

Venenverletzungen

Während bei Arterienverletzungen die Rekonstruktion der Strombahn im Vordergrund steht, ist dies die Blutstillung bei Venenverletzungen. Dafür stehen zwei Verfahren zur Wahl:

1. Kompression
2. Ligatur

Bei den oft stark blutenden venösen Verletzungen sollte zuerst durch Kompression mit dem Finger bzw. einem Stieltupfer Übersicht gewonnen werden. Jetzt kann die Verletzung lokalisiert und das Ausmaß beurteilt werden. Bringt eine solche Kompression keine ausreichende Bluttrockenheit, wird das Verletzungsgebiet am besten mit warmen Bauchtüchern austamponiert. Je nach Ausmaß der Verletzung und der vorherrrschenden Kreislaufsituation kann diese Tamponade nur für kurze Zeit bzw. im Extremfall für einige Tage belassen werden.

Eine sichere Methode der Blutstillung ist die Ligatur der verletzten Vene. Es können prinzipiell auch alle Stammvenen ligiert werden, wobei jedoch Ligaturen an der Vena cava inferior zentral der Einmündung der Nierenvenen zum Tode führt. Als Rekonstruktionsverfahren stehen die direkte Naht, Patchplastiken und/oder Interpositionen zur Verfügung. Lumeneinengungen bei direkter Nahttechnik auf 50% des vorher bestandenen Lumens sind hierbei gut zu tolerieren. Bei den rekonstruktiven Verfahren haben Interpositionen mit Kunststoff die schlechteste Prognose. Auch hier sollte autologe Vene als Interponat Verwendung finden. Als Nahtmaterial wird monofiles, nicht resorbierbares Nahtmaterial der Stärke 7 x 0 oder 8 x 0 benutzt.

Anästhesie für die Gefäßchirurgie

P. Werning

Präoperative Einschätzung und Vorbereitung der Patienten

Problemstellung

Gefäßchirurgische Eingriffe sind aus anästhesiologischer Sicht mit zwei Problembereichen verbunden.

Die erste Gruppe von Problemen ergibt sich aus dem spezifischen operativen Eingriff und umfaßt:

1) Einschränkung der Organperfusion und -funktion durch die präexistente Gefäßerkrankung
2) Intraoperative Gefäßabklemmung
3) Physiologische Veränderungen durch intraperitoneale, retroperitoneale oder intrathorakale chirurgische Manipulation
4) Seitengetrennte Lungenbeatmung bei Eingriffen an der intrathorakalen Aorta
5) Linksherzbelastung bei Abklemmung der Aorta
6) Risiko eines plötzlichen und großen perioperativen Blutverlustes.

Die zweite Gruppe ergibt sich aus der Altersstruktur und der Multimorbidität (siehe Tab. 1) der betroffenen Patienten. Alle genannten Probleme tragen zur perioperativen Komplikationsrate bei. So beträgt die Sterblichkeit bei elektiven Eingriffen an der abdominellen Aorta nach wie vor 3 bis 5% und ist damit um den Faktor 10 größer als die Sterblichkeit der meisten elektiven chirurgischen Eingriffe. Aus diesen Gründen ist die genaue präoperative Einschätzung und optimale Vorbereitung des Patienten eine Voraussetzung für den erfolgreichen Eingriff.

Hypertonus	40–60%
Angina pectoris	10–20%
Alter Myokardinfarkt	40–60%
Herzinsuffizienz	5–15%
Diabetes mellitus	8–12%
Obstruktive Lungenerkrankung	25–50%
Niereninsuffizienz	5–25%

Tab. 1 Begleiterkrankungen bei Patienten mit arterieller Verschlußkrankheit

Koronare Herzkrankheit

Gemeinsame pathogenetische Faktoren erklären die häufige Kombination von arterieller Verschlußkrankheit und koronarer Herzkrankheit. Bei 50 bis 70% aller gefäßchirurgischen Patienten finden sich klinische Hinweise für eine bedeutsame ischämische Herzerkrankung: 10 bis 20% der Patienten klagen bei Klinikaufnahme über Angina pectoris, 30 bis 50% haben bereits einen Myokardinfarkt durchgemacht, 10% der Patienten haben Zeichen einer Herzinsuffizienz. Ein entsprechend großer Teil der Patienten ist mit antianginösen Medikamenten wie Nitro-Präparaten, Calcium-Antagonisten oder Beta-Blockern vorbehandelt. Es herrscht heute Einigkeit darüber, daß diese Medikamente bis zum Operationstag kontinuierlich weitergegeben werden sollten. Trotz der Vorbehandlung muß man aber bei bis zu 50% aller gefäßchirurgischen Eingriffe mit perioperativen Myokardischämien rechnen. Solche ischämischen Ereignisse sind zu beachten, weil sie kausal mit einem perioperativen Infarkt verbunden sind. Eine begleitende koronare Herzkrankheit führt so zu einer deutlichen Erhöhung des perioperativen Risikos. Es stellt sich deshalb bei jedem Patienten mit arterieller Verschlußkrankheit die Frage, ob eine koronare Herzkrankheit als Risikofaktor vorliegt und ob dieser Risikofaktor angemessen untersucht und behandelt ist. So sollten sich Patienten mit instabiler Angina pectoris oder dekompensierter Herzinsuffizienz zunächst einer internistischen Untersuchung und Behandlung unterziehen, bevor ein elektiver gefäßchirurgischer Eingriff durchgeführt wird. In einigen Fällen ist zu klären, ob zunächst eine aortokoronare Bypass-Operation durchzuführen ist.

Hypertonus

50% der Patienten, die sich größeren gefäßchirurgischen Eingriffen unterziehen müssen, haben als Begleiterkrankung einen Hypertonus. Bluthochdruck ist die häufigste Ursache für eine linksventrikuläre Hypertrophie oder Linksherzinsuffizienz bei Erwachsenen. Bluthochdruck trägt pathogenetisch zur Arteriosklerose, zum Schlaganfall, zur Aortendissektion, zur Aortenruptur, zur Niereninsuffizienz, zur akuten Linksherzinsuffizienz und zum Herzinfarkt bei. Chronischer Hochdruck führt zu strukturellen Veränderungen des Gefäßsystems: Die Wanddicke der Gefäße nimmt zu, die glatte Muskulatur hypertrophiert. Dies wiederum führt zur bekannten vaskulären Hyperreagibilität: Es kommt zu überschießenden Blutdruckanstiegen oder -abfällen bei entsprechenden Stimuli. Der erhöhte Gefäßtonus führt zu einem relativen intravasalen Volumenmangel; eine anästhetikainduzierte Vasodilatation demaskiert diesen Volumenmangel und führt zu dramatischen Blutdruckabfällen. Deshalb sollte vor Narkoseinduktion der intravasale Volumenstatus normalisiert werden.
Die Linksherzhypertrophie reduziert die Ventrikeldehnbarkeit und schränkt die diastolische Ventrikelfüllung ein. Ein hypertrophierter Ventrikel benötigt höhere Füllungsdrucke für eine ausreichende Pumpfunktion. Die Frank-Starling-Kurve ist verschoben. Auch aus diesem Grunde reagieren Hypertoniker auf eine Hypovolämie mit einer dramatischen Verschlechterung der Hämodynamik. Die zerebrovaskuläre Autoregulation ist bei Bluthochdruck beeinträchtigt: Die Beziehung zwischen zerebralem Blutfluß und zerebralem Perfusionsdruck ist im Vergleich zu normotensiven Patienten verändert. Deshalb ist ein Hypertoniker unter Umständen bereits bei „normalen" Blutdruckwerten durch eine zerebrale Minderperfusion gefährdet. Aus diesen Gründen kommt der präoperativen Hochdrucktherapie große Bedeutung zu. In der peri- und postoperativen Phase sollte der Blutdruck pedantisch überwacht und auf die individuellen „Normalwerte" des Patienten eingestellt werden. Die Indikation zur blutigen Druckmessung ist großzügig zu stellen.

Herzinsuffizienz

Patienten mit dekompensierter Herzinsuffizienz sollten sich nur bei vitaler Indikation einem operativen Eingriff unterziehen. Die Wahrscheinlichkeit, in der perioperativen Phase an den Folgen einer kardialen Komplikation zu versterben, liegt in diesem Patientenkollektiv bei ungefähr 20%. Nach konservativer Therapie und Rekompensation ist dieses Risiko auf 5% gesunken. Eine solche Behandlung läßt sich allerdings nicht in wenigen Stunden oder über Nacht durchführen, so daß ein elektiver Eingriff langfristig verschoben werden muß.

Diabetes mellitus

Ungefähr 10% der gefäßchirurgischen Patienten haben einen Diabetes mellitus. Sie entwickeln eine „diabetische Mikro- und Makroangiopathie". Als Folge unzureichender Durchblutung kommt es zu verschiedenen Organdysfunktionen. Insbesondere sind zu erwähnen: Neuropathie, Nephropathie, Kardiomyopathie. Die Neuropathie des vegetativen Nervensystems und die Kardiomyopathie können ausgeprägte Kreislaufregulationsstörungen induzieren. Außerdem verursacht die vegetative Neuropathie Motilitätsstörungen des Gastrointestinaltraktes, so daß die Magenentleerung im Sinne einer diabetischen Gastroparese verzögert sein kann. Dies wiederum beinhaltet eine erhöhte Aspirationsgefahr bei der Narkoseeinleitung. Auch Diabetes führt durch Mikroangiopathie und Neuropathie zu Störungen der zerebrovaskulären Autoregulation und gefährdet dadurch die Hirnperfusion. Alle diese chronischen Schäden sind bei der Durchführung der Anästhesie zu beachten, aber leider nicht zu beseitigen, so daß sich die Aufgabe des Anästhesisten in der perioperativen Phase darauf beschränkt, den Blutzuckerspiegel zu überwachen und Blutzucker-Entgleisungen zu vermeiden bzw. zu korrigieren.

Obstruktive Lungenerkrankungen

Viele Patienten mit arterieller Verschlußkrankheit waren oder sind starke Raucher. Bei diesen Patienten hat sich eine chronisch obstruktive Ventilationsstörung entwickelt. Rezidivierende Atemwegsinfekte unterhalten und verstärken solche Ventilationsstörungen im Sinne eines Circulus vitiosus. Als Folge der obstruktiven Ventilationsstörung entwickelt sich eine pulmonale Hypertonie und daraus wiederum eine Rechtsherzinsuffizienz. Schon bei gesunden Menschen führt jeder intrathorakale oder abdominelle Eingriff zu ausgeprägten Einschränkungen der Lungenfunktion. Die Atmung ist postoperativ flach, der Hustenreflex ist eingeschränkt. Spirometrische Untersuchungen zeigen entsprechend deutliche Verschlechterungen aller Lungenfunktionsparameter. Patienten mit vorbestehenden Lungenfunktionseinschränkungen sind deshalb bei abdominellen oder thorakalen Eingriffen für pulmonale Komplikationen prädestiniert. Aus diesen Überlegungen ergibt sich die Notwendigkeit, vor einer elektiven Operation Behandlungsmaßnahmen einzuleiten. Dazu gehört ein striktes Rauchverbot, möglichst schon zwei bis drei Monate vor der Operation. Zur weiteren Vorbehandlung gehören Atemübungen, Physiotherapie, Bronchodilatatoren, Mukolytika und eventuell Antibiotika.

Fettsucht

Auch Adipositas ist ein Risikofaktor für gefäßchirurgische Patienten. Sie erschwert natürlich das operative Vorgehen. Fettsucht führt zu Einschränkungen der Lungenfunktion. Jedes Gramm Fett muß durchblutet werden: Deshalb steigt das Herzzeitvolumen um 0,1 Liter/Min. pro Kilogramm Fettgewebe. Das Aspirationsrisiko bei Narkoseeinleitung ist erhöht, die Intubation möglicherweise technisch schwierig.

Zusammenfassung

Der präoperativen Einschätzung und Vorbereitung gefäßchirurgischer Patienten kommt große Bedeutung zu, weil erstens bei elektiven Eingriffen stets die Frage zu stellen ist, ob der Patient im bestmöglichen Allgemeinzustand ist. Zweitens sollten Risikofaktoren, Begleiterkrankungen und Begleitmedikationen bekannt sein, um die Narkoseführung an diese Faktoren anpassen zu können.

Carotischirurgie

Operationen an der Carotis können grundsätzlich in lokaler Infiltrationsanästhesie oder in zervikaler Plexusblockade beim wachen Patienten durchgeführt werden. Der Vorteil dieser Anästhesieverfahren liegt darin, daß der Patient jederzeit neurologisch beurteilt werden kann. Eine zerebrale Ischämie bei Abklemmung der Carotis wird sofort erkannt.

In den meisten Fällen wird die Operation in Allgemeinanästhesie bevorzugt. Die Allgemeinanästhesie garantiert ein ruhiges Operationsfeld, führt zu Bewußtseinsausschaltung, Schmerzfreiheit, vegetativer Dämpfung und Muskelerschlaffung. Neben diesen klassischen Narkosezielen besteht für den Anästhesisten die wichtige Aufgabe, eine zerebrale Ischämie und eine myokardiale Ischämie möglichst zu vermeiden. Denn Gehirn und Herz sind bei dieser Operation häufig durch Ischämie gefährdet. Die Art der Allgemeinanästhesie und die Auswahl der Anästhetika ist dabei von untergeordneter Bedeutung, solange sie Kreislaufstabilität gewährleisten und den Hirnstoffwechsel nicht ungünstig beeinflussen.

Wir bevorzugen folgende Narkoseform:

Die Einleitung erfolgt in üblicher Weise mit einem Induktionshypnotikum (z.B. Methohexital oder Etomidate). Zur Supplementierung fügen wir 2 bis 4 µg/kgKG Fentanyl hinzu. Die Narkose wird als Inhalationsanästhesie mit N_2O und Isofluran fortgesetzt. Es wird Normokapnie sichergestellt. Die Narkose wird im Operationssaal unter exakter Kreislaufkontrolle beendet. In der Ausleitungsphase sind Blutdruckanstiege zu vermeiden. In der postoperativen Phase wird der Patient noch für mindestens acht Stunden intensivmedizinisch überwacht. Zur Überwachung gehören die üblichen Basisverfahren. Besonders hinzuweisen ist auf die kontinuierliche EKG-Überwachung mit den Abteilungen II und V5. Für uns gehört auch die blutige Druckmessung (in der Regel in einer Arteria radialis) zur Überwachung bei Carotiseingriffen. Obligat ist auch die endexspiratorische CO_2-Messung und die Durchführung von Blutgasanalysen.

Umstritten ist bis heute die Überwachung der Hirndurchblutung bzw. -funktion. Hierzu gibt es folgende Ansätze:

- Überwachung des klinischen Befundes bei Operation in Lokalanästhesie
- Messung der O_2-Sättigung im Jugularvenenblut
- Messung des transkonjunktivalen Sauerstoffpartialdruckes
- Messung der Hirndurchblutung (^{133}Xenon)
- Stumpfdruckmessung
- EEG-Ableitung
- Ableitung von evozierten Potentialen.

Keine dieser Methoden hat sich allgemein durchsetzen können. Es fehlt außerdem der Nachweis, daß durch diese Überwachungsverfahren die neurologische Komplikationsrate abnimmt und damit die Ergebnisse der Carotischirurgie zu verbessern sind. Heute werden bevorzugt EEG oder evozierte Potentiale zur Ischämie-Überwachung eingesetzt. In Abteilungen, in denen immer mit intraluminalem Shunt gearbeitet wird, sind diese Verfahren zum Neuromonitoring wohl nicht erforderlich. Genauso zahlreich wie die Vorschläge zum Neuromonitoring waren die Vorschläge zur sogenannten „Zerebroprotektion". Geblieben ist von all diesen Vorschlägen die gute chirurgische Technik, die schonende Anästhesie und der intraluminale Shunt; die induzierte Hypertension ist nur mit Einschränkung zu erwähnen.

Abschließend sollen die anästhesiologischen Aspekte bei Eingriffen an der Carotis in Stichworten zusammengefaßt werden:

1. Gründliche Vorbehandlung der Begleiterkrankungen
2. Perioperative Fortführung einer bestehenden Dauermedikation
3. Auswahl des Narkoseverfahrens
   - Allgemeinanästhesie
   - Regionalanästhesie (Lokale Infiltration; Plexusblockade)?
4. Monitoring
   - Routinemaßnahmen
   - Blutige Druckmessung
   - $pECO_2$-Messung
   - Gehirn: EEG, SEP, Stumpfdruck, rCBF
   - Herz: EKG-Ableitungen II und V5

5. Zerebroprotektion
   - Normotension oder mäßige Hypertension
   - $paCO_2$ um 35 bis 40 mmHG halten
   - Reduktion von $CMRO_2$: Barbiturate, Etomidate, Isofluran
6. Postoperative Intensivüberwachung
   - Neurologische Situation
   - Herz- und Kreislauffunktion: Normotension, Myokardischämie
   - Atmung: Ventilation, Oxygenation

Eingriffe an der Aorta

Die Operationen an der Aorta ascendens und am Aortenbogen werden traditionell der Herzchirurgie zugeordnet und sollen deshalb an dieser Stelle nicht weiter besprochen werden. Im folgenden Abschnitt sollen die anästhesiologischen Besonderheiten bei Eingriffen an der Aorta descendens und an der Aorta abdominalis dargestellt werden. Alle Operationen können elektiv, dringlich oder auch notfallmäßig erforderlich sein. Die Narkoseführung hängt wesentlich von diesen Kriterien ab. Wenn im schlimmsten Fall eine Kreislaufstabilisierung nur durch Aortenabklemmung zu erzielen ist, müssen sich die anästhesiologischen Maßnahmen auf Intubation und Beatmung beschränken.

Aorta descendens

Der chirurgische Zugang zur Aorta descendens erfolgt über eine linksseitige Thorakotomie und erfordert eine Kompression der linken Lunge. Die Intubation mit einem Doppellumentubus ermöglicht die seitengetrennte Lungenbeatmung und erleichtert so das chirurgische Vorgehen. Die korrekte Lage des Doppellumentubus muß aber in jedem Fall bronchoskopisch überprüft werden. Die Beatmung erfolgt initial mit reinem Sauerstoff. Die Oxygenierung ist durch Pulsoxymetrie und engmaschige Blutgasanalysen zu überwachen. Unter Umständen kann der O_2-Anteil im Atemgas unter pulsoxymetrischer und blutgasanalytischer Kontrolle reduziert werden. Beim Einsatz von Vasodilatatoren während seitengetrennter Lungenbeatmung ist allerdings zu berücksichtigen, daß diese Substanzen die hypoxische pulmonale Vasokonstriktion beeinträchtigen können. Auf diese Weise erhöhen sie die intrapulmonale Shuntfraktion und verschlechtern die Oxygenierung des Patienten.

Man muß jederzeit mit einer massiven Blutung aus der thorakalen Aorta rechnen. Deshalb sollten mindestens vier Erythrozyten-Konzentrate zur sofortigen Schnelltransfusion vorbereitet sein. Als Voraussetzung benötigt man eine ausreichende Anzahl großlumiger venöser Zugänge. Es sollte ein pulmonalarterieller Katheter zur erweiterten hämodynamischen Überwachung plaziert werden. Die blutige Druckmessung erfolgt über die rechte Arteria radialis. Die linke Arteria radialis ist dazu nicht geeignet, weil im Verlaufe solcher Eingriffe die linke Arteria subclavia zeitweise abgeklemmt sein kann. Wir empfehlen außerdem die simultane Druckmessung in einer Arteria femoralis.

Bei einer Blutung aus der thorakalen Aorta und natürlich bei Abklemmung und Freigabe der aortalen Strombahn sind exzessive Kreislaufveränderungen zu erwarten. Entsprechend groß ist die Belastung für das Herz. Aus diesen Gründen sollte man auf den Einsatz von Vasodilatatoren und auf den Einsatz von Katecholaminen vorbereitet sein.

Prinzipiell bringt die passagere Abklemmung der thorakalen Aorta zwei wesentliche Gefahren mit sich. Erstens führt die Abklemmung zu einem dramatischen Blutdruckanstieg in der oberen Körperhälfte. Die Folgen sind leicht vorstellbar:

- akutes Linksherzversagen
- intrakranieller Druckanstieg und intrakranielle Blutung.

Zweitens kommt es zu einer Minderperfusion der unteren Körperhälfte; durch diese Minderperfusion werden besonders Rückenmark und Nieren gefährdet. Mit ischämischen Folgeschäden wie Paraplegie und Niereninsuffizienz muß besonders bei Klemmzeiten über 30 Minuten gerechnet werden. Diese Abklemmphase kann man mit pharmakologischen oder mechanischen Maßnahmen steuern. Die pharmakologische Intervention beinhaltet tiefe Narkose und Kontrolle des Blutdruckes mit Nitroprussid. Dabei sollte der Blutdruck möglichst über den Normalwerten gehalten werden, da der Kollateralfluß zur unteren Körperhälfte wesentlich vom Perfusionsdruck abhängt. Als mechanische Verfahren bieten sich verschiedene Methoden zur Blutumleitung und Perfusion der unteren Körperhälfte an. Wir bevorzugen einen pumpengesteuerten Bypass vom linken Vorhof zur Arteria femoralis. Dieses Verfahren ermöglicht durch Variation des Bypass-Flusses eine kontinuierliche und einfache Drucksteuerung in der unteren und oberen Körperhälfte. Die Häufigkeit ischämischer Rückenmarksschäden beträgt aber – wie bei einfacher Abklemmung – ungefähr 2 bis 5%. Zur Überwachung des Rückenmarkes wird seit einiger Zeit die Ableitung von evozierten Potentialen der unteren Extremität empfohlen. Über den Wert dieser Methode bei hoher Aortenabklemmung sind noch keine Aussagen möglich.

Abschließend sollen die anästhesiologischen Besonderheiten bei thorakalen Aorteneingriffen noch einmal zusammengefaßt werden:

1. Gründliche Vorbereitung des Patienten
2. Tiefe Allgemeinanästhesie
3. Linksseitige Thorakotomie
   - Doppellumentubus und bronchoskopische Lagekontrolle
4. Ausreichend weitlumige Venenkanülen plazieren
5. Monitoring
   - Routinemaßnahmen
   - Blutige Druckmessung in Arteria radialis dextra und Arteria femoralis
   - Pulmonaliskatheter
   - Magensonde, Temperatursonde, Blasenkatheter
   - SEP
6. Aortenabklemmung
   - Kreislaufreaktion
   - Atriofemoraler Bypass
7. Postoperative Intensivbehandlung.

Bauchaorta

Für Eingriffe an der Bauchaorta können verschiedene Formen der Allgemeinanästhesie eingesetzt werden. In einigen Fällen ist auch die Kombination von Allgemein- und Periduralanästhesie möglich. Diese Kombination ist aber sehr kritisch zu beurteilen, weil die

Sympathikolyse durch Periduralanästhesie eine blutungsinduzierte Hypovolämie potenziert. Wir bevorzugen deshalb eine balancierte Allgemeinanästhesie. Ein Periduralkatheter wird präoperativ plaziert, aber erst postoperativ zur Sympathikolyse und Schmerztherapie genutzt. Die anästhesiologischen Besonderheiten bei Operationen an der Bauchaorta ergeben sich aus dem allgemeinen Risikoprofil gefäßchirurgischer Patienten und aus den Kreislaufreaktionen bei Abklemmung beziehungsweise Freigabe der Aorta.

Wichtige Aspekte der Narkose werden im folgenden Text aufgezählt:

1. Gründliche Patientenvorbereitung
2. Tiefe balancierte Allgemeinanästhesie
3. Bei Einleitung Husten, Pressen und Blutdruckanstiege unbedingt vermeiden (Rupturgefahr bei Aneurysmen!)
4. Ausreichend weitlumige Venenkanülen plazieren
5. Monitoring
   - Standardmaßnahmen
   - Blutige Druckmessung in einer Arteria radialis
   - Zentraler Venenkatheter, eventuell Pulmonaliskatheter
   - Magensonde, Temperatursonde, Blasenkatheter
6. Aortenabklemmung
   - Kreislaufreaktion
7. Postoperative Intensivbehandlung.

Hämodynamische Veränderungen bei Aortenabklemmung und -freigabe

Bei der Aortenabklemmung kommt es zur Zunahme von arteriellem Mitteldruck, zur Zunahme des systemischen Gefäßwiderstandes, zum Abfall des HZV und eventuell zur Zunahme des Pulmonalisdruckes. Dabei ist zu beachten, in welcher Höhe die Aorta abgeklemmt wird: Bei thorakaler Abklemmung sind viel deutlichere Reaktionen zu erwarten als bei infrarenaler Abklemmung. Je höher die Aorta abgeklemmt wird, desto geringer ist die zur Kompensation verfügbare Reststrombahn. Bei infrarenaler Abklemmung stehen noch circa 70% der arteriellen Strombahn zur Verfügung (siehe Tab. 2). Außerdem muß berücksichtigt werden, ob die Abklemmung zur Korrektur einer Stenose oder eines Aneurysmas erfolgt: Bei Stenosen sind wesentlich geringere Reaktionen zu erwarten. Weiter ist zu beachten, ob die Patienten eine koronare Herzkrankheit haben. Solche Patienten sind in der Klemmphase für Myokardischämien prädestiniert.

Bei der Freigabe der Aortenstrombahn sind entgegegengesetzte hämodynamische Veränderungen zu erwarten. Dramatische Reaktionen treten immer dann auf, wenn zum Zeitpunkt der Freigabe noch ein relativer Volumenmangel besteht; es kommt zum Abfall des HZV, zur Zunahme der Pulmonalisdrucke und zum deutlichen Abfall von arteriellem Mitteldruck. Auch mit therapiepflichtigen Azidosen muß man in solchen Situationen rechnen. Prinzipiell hängt das Ausmaß dieser Reaktionen ab von der

- Dauer der Abklemmphase
- Höhe der Abklemmung
- Art der Strombahnfreigabe, ob abrupt oder schrittweise und von der kardialen Kompensationsfähigkeit.

	Bauchaorta	Thorakale Aorta
	infrarenal	unterhalb der linken Arteria subclavia
HZV	–20%	–30%
SV	–20%	–30%
MAP	+10%	+35%
SVR	+35%	+85%
ZVD	–50% bis +26%	+60%
MPAP	–10% bis +20%	+40%
PVR	+25%	+55%
PCWP	–20% bis +50%	+80%

Tab. 2 Hämodynamische Reaktionen bei Abklemmung der Aorta

Eingriffe an peripheren Gefäßen

Das Risiko chirurgischer Eingriffe an peripheren Arterien ergibt sich aus dem Alter und der Multimorbidität der betroffenen Patienten (siehe Tab. 1). Bei der Auswahl der Anästhesietechnik wird oft eine Regionalanästhesie in Betracht gezogen. Dabei sollte man aber an folgende Punkte denken:

- schon die technische Durchführung kann bei diesen Patienten schwierig sein;
- die Regionalanästhesie verbietet sich von vornherein, wenn die Patienten mit Antikoagulantien behandelt werden;
- man hat mit einem Druckabfall durch Sympathikusblockade zu rechnen;
- die Operationen dauern oft mehrere Stunden; das hat zur Folge, daß die Patienten auskühlen, Rückenschmerzen bekommen und nicht mehr ruhig liegen; das Lokalanästhetikum muß nachinjiziert werden, man erreicht die Höchstdosis und muß mit systemischer Toxizität des Lokalanästhetikums rechnen.

Zuletzt führt die Regionalanästhesie möglicherweise auch zu unberechtigter Sorglosigkeit unter dem Motto: „Der Patient hat ja nur eine Teilnarkose." Die ausgeprägte Sympathikolyse der Regionalanästhesie ist andererseits als Vorteil anzusehen, weil sie zu einer Verbesserung der Durchblutung beiträgt. Periphere Gefäßoperationen sind also prinzipiell in Allgemein- oder Regionalanästhesie möglich. Das Risiko ergibt sich dabei nicht aus der Art der Narkose, sondern aus dem Zustand und aus den Begleiterkrankungen der Patienten. Entscheidend ist auch hier, daß die Patienten perioperativ adäquat überwacht werden.

Gefäßchirurgische Notfälle

Zu den gefäßchirurgischen Notfällen gehören akute Blutungen, Gefäßrupturen oder -verschlüsse. Auch gefäßchirurgische Notfälle sind mit den allgemeinen Problemen verbunden, die jede Notsituation für die Anästhesie mit sich bringt:

- der Anästhesist ist auf die Situation nicht vorbereitet
- der Arbeitsplatz ist unvorbereitet
- der Patient ist den Beteiligten unbekannt und
- nicht nüchtern
- alle Beteiligten stehen unter Zeitdruck.

Der häufigste Notfall ist die akute Extremitätenischämie. Die Embolektomie bzw. Thrombektomie kann in Lokalanästhesie, Regionalanästhesie oder Allgemeinanästhesie durchgeführt werden. Das operative Risiko ergibt sich aus der bereits mehrfach angesprochenen Multimorbidiät der meist alten Patienten. Ein anästhesiologisches Stand-by und entsprechende Überwachung sind deshalb dringend geboten.

In der Carotischirurgie ergeben sich aus Verschlüssen sehr selten Indikationen zu Notfall-Interventionen; solche Indikationen betreffen praktisch nur Patienten, die bereits stationär behandelt werden. Grundsätzlich verspricht ein Notfalleingriff nur dann Erfolg, wenn der Verschluß im Entstehen diagnostiziert und sofort operativ beseitigt wird. Blutungen aus der Arteria carotis haben einen hypovolämischen Schock und eine zerebrale Minderperfusion zur Folge.

Mit Intubationsproblemen ist immer dann zu rechnen, wenn es zur Einblutung in die Halsweichteile gekommen ist. Wir führen in solchen Fällen die Narkoseeinleitung und Intubation nur bei Anwesenheit eines Chirurgen durch.

Blutungen aus der thorakalen Aorta sind zu 90% tödlich. Die Betroffenen versterben innerhalb von Minuten. Bei denjenigen, die lebend ein Krankenhaus erreichen, findet sich die Ruptur in mehr als 90% der Fälle im Isthmusbereich. Die Symptome dieser Patienten sind unspezifisch; das radiologische Leitsymptom ist das verbreiterte Mediastinum nach stumpfem Thoraxtrauma. Die Indikation zum operativen Eingriff wird oft erst nach Stabilisierung der Patienten gestellt. Die Anästhesie wird geführt, wie bereits bei den thorakalen Aorteneingriffen skizziert; auch hier ist es wichtig, Druckanstiege zu vermeiden; man muß mit einer Massivtransfusion rechnen. In dramatischen Situationen wird zunächst auf ein erweitertes Monitoring verzichtet.

Bei Blutungen aus der Bauchaorta gilt für die Narkoseführung:

- Es wird erst im Operationssaal eingeleitet und zwar dann, wenn der Operateur bereit steht.
- Druckanstiege sollten vermeiden werden.
- Nach der Narkoseeinleitung ist damit zu rechnen, daß es durch den Verlust des Muskeltonus zu einer weiteren Zunahme der Blutung kommt.
- Auf eine Massivtransfusion sollte man vorbereitet sein.
- Auf invasives Monitoring ist unter Umständen zu verzichten.

Der akute Verschluß der Bauchaorta ist weniger dramatisch. Es ist genügend Zeit vorhanden, die Narkose einzuleiten und wie bei jedem Eingriff an der Bauchaorta zu führen. Probleme ergeben sich aus der oft sehr langen Ischämiezeit. Denn ein Leitsymptom dieser Erkrankung ist die Paraplegie; das wiederum führt zu langen diagnostischen Bemühungen. Bei der Reperfusion ist deshalb mit folgenden Gefahren zu rechnen:

- Metabolische Azidose
- Hyperkaliämie
- Muskelödem
- Muskelnekrose mit Myoglobinurie und Nierenversagen.

Die venöse Thrombektomie ist ein selterer gefäßchirurgischer Notfalleingriff. Hier droht eine möglicherweise tödliche perioperative Lungenembolie.

Bei der Narkoseführung ist zu beachten:

- Der Eingriff erfolgt in Allgemeinanästhesie.
- Es sind große Blutverluste zu erwarten.
- Um die Gefahr der Thrombuslösung zu senken, sind abrupte Bewegungen und Lagerungsmanöver unbedingt zu vermeiden.
- Der Patient wird mit erhöhtem Oberkörper gelagert.
- Es wird mit hohem PEEP beatmet.

Die pCO_2-Messung ist obligat.

Unter diesen Maßnahmen beträgt das Risiko der perioperativen Lungenembolie und die Sterblichkeit 1 bis 2%.

Operationslagerung

B. Hofman

Das Ziel der Operationslagerung ist, dem Kranken zwar möglichst bequem, aber weitgehend unverrückbar so auf dem Operationstisch zu fixieren, daß dem Operateur ein günstiger Zugang zur Wunde ermöglicht wird, für den Patienten aber alle Lagerungsschäden durch Druck auf Gefäße, Nerven und Haut vermieden werden. Die Wunde muß dabei dem Operateur entgegen gebracht werden, damit dieser in unverkrampfter Haltung stehend oder sitzend seiner Arbeit nachgehen kann. Atmung und Beatmung des Patienten sollen dabei nicht behindert werden (siehe Abb. 1).

Verantwortung für die Lagerung des Patienten

(Vereinbarung des Berufsverbandes Deutscher Anästhesisten und des Berufsverbandes der Deutschen Chirurgen)

Die prä-, intra- und postoperative Lagerung des Patienten auf dem Operationstisch und ihre Überwachung ist eine gemeinsame Aufgabe von Chirurgen und Anästhesisten.

1. Für die Lagerung des Patienten zur Einleitung der Narkose und für die Überwachung bis zur operationsbedingten Lagerung ist der Anästhesist verantwortlich.

2. Die Entscheidung über die Art der Lagerung zur Operation wird vom Chirurgen bestimmt. Hat der Anästhesist gegen die vom Chirurgen gewünschte Lagerung Bedenken, so hat er den Chirurgen darauf hinzuweisen. Der Chirurg trägt die ärztliche und rechtliche Verantwortung dafür, daß Gründe des operativen Vorgehens die erhöhten Risiken der von ihm gewünschten Lagerung rechtfertigen.

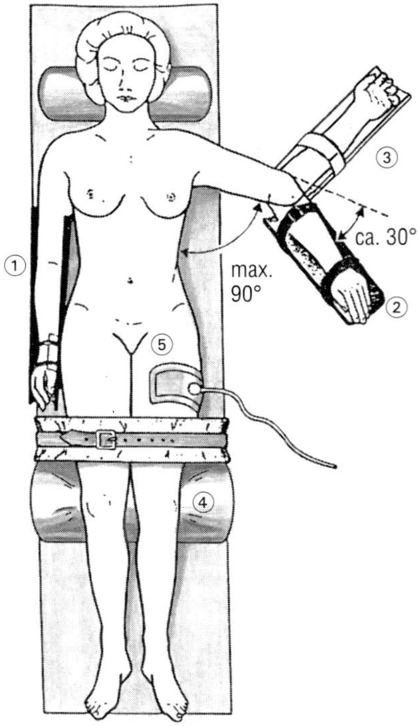

① **Der angelagerte Arm wird mit einer ca. 40 cm langen Polsterung gelagert und fixiert.**

② **Polsterung des ausgelagerten Arms auf Polsterschiene in ganzer Länge:**
- **keine Abduktion in der Schulter > 90°**
- **kein Absenken des Arms im Schultergelenk**
- **keine Überstreckung im Ellbogengelenk**

③ **Position des ausgelagerten Arms in der sogenannten Texaslagerung**

④ **Lagerung der Beine:**
- **kein Überkreuzen der Beine**
- **Fixierung der Beine mit einem handbreit oberhalb der Patella angebrachten Gurt**
- **kein Überhängen der Beine über den unteren Tischrand**

⑤ **Befestigung der Neutralelektrode auf rasierter und entfetteter Haut**

Abb. 1 „Standard"-Rückenlagerung (Bauchchirurgie)

3. Die Durchführung der Lagerung auf dem Operationstisch fällt prinzipiell in den Aufgabenbereich des Chirurgen. Pflegekräfte handeln dabei in seinem Auftrag und unter seiner Verantwortung. Der Chirurg hat die Lagerung vor dem Beginn der Operation zu kontrollieren. Auf erkennbare Fehler bei der Lagerung hat der Anästhesist hinzuweisen. Der Anästhesist ist verantwortlich für die Lagerung der Extremitäten, die er für die Narkoseüberwachung sowie für die Applikation von Narkosemitteln benötigt.

4. Für die Entscheidung über planmäßige Lageveränderungen während der Operation und für die Durchführung gelten die eben angeführten Grundsätze über die Aufgabenteilung zwischen

Chirurgen und Anästhesisten sinngemäß. Bemerkt der Anästhesist eine nicht beabsichtigte Lageveränderung oder andere Einwirkungen, die mit Risiken für den Patienten verbunden sind, so muß er den Operateur hierauf hinweisen.

5. Die Verantwortung für die Lagerung einschließlich der Umlagerung des Patienten nach Beendigung der Operation bis zur Beendigung der postanästhesiologischen Überwachung trägt der Anästhesist, soweit nicht besondere Umstände die Mitwirkung des Operateurs bei der Umlagerung erfordern.

Lagerungshilfen

- Operationstische mit der Möglichkeit der universellen Verstellbarkeit
- Anti-Decubitusmatratzen
- Gurte
- Handfesseln
- Schulter– und Beckenstützen
- Arm- und Beinlagerungsschienen
- Narkosebügel
- Schaumstoffkissen und -keile
- Tücher

Decubitusprophylaxe

Patienten in Narkose weisen ein Motilitäts-Score von Null auf, sie sind deshalb stark decubitusgefährdet. Das Motilitäts-Score gibt die Anzahl der Bewegungen pro Stunde an, welche das sakrale Hautareal kurzfristig entlasten. Nicht nur die Größe der Druckbelastung (Gewicht des Patienten, durch den Operateur bedingte externe Druckbelastung, Größe der Kontaktfläche von Haut und Unterlage) auch die Einwirkdauer dieser Druckbelastung ist von Belang. Kurzzeitig wirkende Druckvektoren führen zur lokalen Ischämie. Erst Einwirkzeiten von mehr als zwei Stunden führen zur Nekrose. Da die so entstandene Nekrose erst nach Stunden bis Tagen nach der Operation auftritt, wird die Ursache des Decubitus nicht intraoperativ gesucht, sondern der mangelnden Pflege und Prophylaxe durch das Pflegepersonal auf den Stationen angelastet. Die im Handel befindlichen Antidecubitusauflagen für Operationstische (Soft-Care-Matratze, Fa. Invatech, Gelkissen Primamed, Fa. Schülke & Mayr und die Op-Tisch-Auflage Rhombo-Fill, Fa. Lück) können die Auflagedrücke deutlich reduzieren. Prädisponierende Faktoren sind Durchblutungsstörungen, Anämie, Exsikkose, Ödeme, Kachexie, Obesitas (Fettgewebe ist weniger gut durchblutet), hohe Feuchtigkeit der Haut. Auch die Lagerung auf einer elektrischen Heizmatte zur Wärmeregulierung kann problematisch sein, weil bei unterbrochener Blutzufuhr der Wärmeabtransport u.U. ungenügend erfolgt und zur Verbrennung führt. Thermostatgesteuerte Matten oder eine Ausschaltung der Matte während der Unterbrechung der Zirkulation reduzieren diese Risiken.

Iatrogene Nervenschäden

Postoperative Lähmungen können durch eine inadäquate Lagerung des narkotisierten Patienten verursacht sein, da warnende Parästhesien nicht registriert und nicht mit einer Lagekorrektur beantwortet werden. Die meisten lagerungsbedingten Nervenschäden sind bei ausreichenden anatomischen Kenntnissen und sorgfältigem Vorgehen vermeidbar.

Pathogenese

- Kompression von Nerven zwischen Knochen und ungenügend gepolsterter Unterlage bzw. Halterung
- Überdehnung von Nerven bei Lagerung in unphysiologischer Haltung (Muskelrelaxation, lange OP-Dauer)
- tiefe Muskelrelaxation
- Vorschädigung der Nerven.

Die Gefahr einer Nervenläsion ist um so größer, je länger die Nervenkompression bzw. -überdehnung bestehen. Eine besonders hohe Gefährdung haben demnach Patienten mit langer Operationsdauer.

Hirnnervenschädigungen in Narkose

Nervus Opticus

Längerdauernder Druck auf den Augenapfel durch Bauchlagerung kann zu einer Ischämie des Nervus opticus oder der Retina mit konsekutiver Visusminderung bis zur Erblindung führen.

Nervus trigeminus

Bei langdauernder Seitenlagerung können einzelne Trigeminusäste eine Druckschädigung erleiden. Nervi supra- oder infraorbitalis mit postoperativer Hyp- oder Anästhesie im Stirn- bzw. Wangen-Oberlippen-Bereich.

Nervi supra- oder infratrochlearis mit eng umschriebenen Zonen gestörter Hautempfindungen an der Glabella bzw. am nasalen Augenwinkel.

Nervus lingualis mit Sensibilitäts- und Geschmacksstörungen an den vorderen zwei Dritteln der Zunge.

Nervus accessorius

Der Halsteil des Nervus accessorius kann durch Dehnung bei starker Kopfneigung zur Gegenseite geschädigt werden. Hieraus resultieren eine Lähmung des Musculus trapezius mit Abflachung der Schulterpartie. „Schaukelstellung" der Skapula und Schwierigkeiten beim Heben des Arms über die Horizontale, häufig außerdem Schulterschmerzen.

Lagerungsbedingte Lähmungen an den oberen Extremitäten

Armplexus

Armplexuslähmungen sind die häufigste Form lagerungsbedingter Nervenläsionen (siehe Abb. 2).

Schädigungsmechanismen:
- Besonders häufig werden Armplexuslähmungen bei Operationen in Trendelenburgscher Lage beobachtet, als Folge einer Dehnungsschädigung des zwischen HWS und Axilla bindgewebig fi-

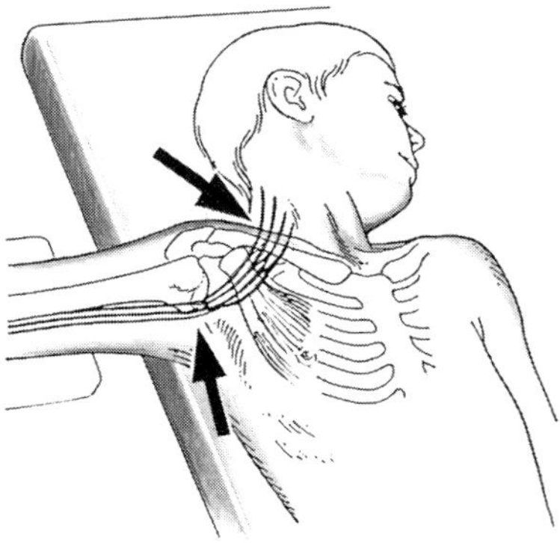

Abb. 2
Dehnung des Armplexus zwischen HWS und Axilla bei Abduktion des Armes im Schultergelenk von über 70 bis 80° (verstärkt bei gleichzeitiger Außenrotation und Rückwärtsverlagerung des Armes sowie bei Kopfneigung zur Gegenseite).

xierten Armplexus durch Aufwärtsverlagerung von Rumpf und Kopf gegen die fixierten Schultern bzw. Arme.
- Armplexuslähmungen in Rückenlage bei horizontal gestelltem Operationstisch treten an dem jeweils ausgelagerten Arm auf.

Eine weitere Verstärkung tritt bei Kopfneigung zur Gegenseite sowie bei gleichzeitiger Abduktion des kontralateralen Armes auf. Als kritischer Abduktionswinkel gilt ein Wert von 90°, jedoch kommen gelegentlich auch bei kleinerem Abduktionswinkel Plexuslähmungen vor. Die durch Abduktion des Armes bewirkte Dehnung des Plexus wird verstärkt duch gleichzeitige Supination und Rückwärtsverlagerung des Arms.

Dehnungsschäden am Armnervengeflecht kommen auch beim Fixieren eines Arms über dem Kopf z.B. bei Thorakotomien vor, sofern der relaxierte Arm zu weit nach kranial gezogen wird. Ohne ausreichende Unterpolsterung des Thorax in Seitenlage kann der Druck auf die unten liegende Schulter und Axilla zur Kompression des Nervengefäßbündels mit Armplexuslähmung und Duchblutungsstörungen des Arms führen. Brüske Zerrungen des Armes oder ein Herabfallen des Armes vom Operationstisch gefährden ebenfalls den Armplexus.

Prognose

Die meisten Fälle lagerungsbedingter Armplexusparesenwiesen eine gute Rückbildung innerhalb einiger Wochen bis Monate auf. Nur

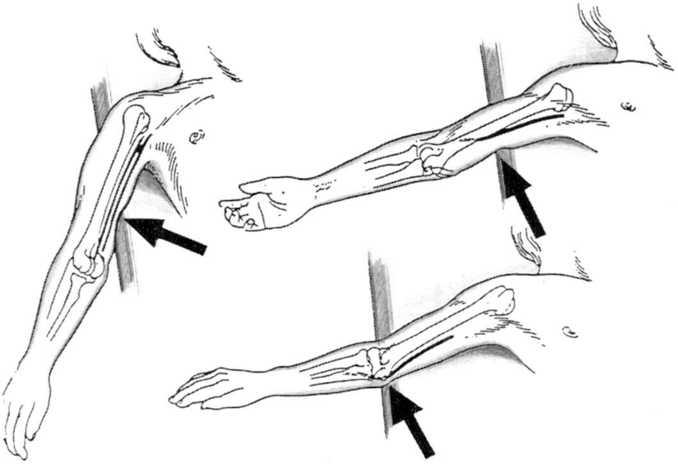

Abb. 3 Lagerungsbedingte Nervenkompressionen am Arm. Kompression der Nervi medianus und ulnaris an der Oberarminnenseite bei proniertem Arm; Kompression des Nervus radialis an der Oberarmaußenseite bei Supination des Armes; Kompression des nervus ulnaris hinter dem Epicondylus medialis.

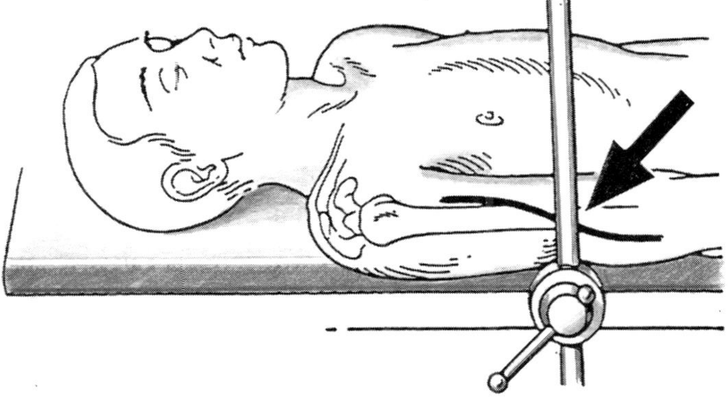

Abb. 4 Kompression des Nervus radialis zwischen Humerus und ein am Übergang zwischen mittlerem und distalem Oberarmdrittel seitlich angebrachtes Gestänge.

bei etwa einem Viertel aller Fälle bleiben funktionsbeeinträchtigende Restparesen zurück.

Nervus radialis

Der Nervus radialis verläuft an der Außenseite des distalen Oberarmes in unmittelbarem Kontakt mit dem Humerus und kann hier durch Druckeinwirkung von außen geschädigt werden.

Schädigungsmechanismen:
- Überhängen des supinierten Armes über die Kante des Operationstisches.
- Anpressen des Oberarms gegen ein seitlich angebrachtes Gestänge.
- Ungünstige Armlagerung bei der Seitenlage.

Prognose

In der Regel bilden sich die Ausfälle innerhalb von einigen Wochen zurück. Nach längerdauernder Druckwirkung sind bleibende Paresen möglich.

Nervus medianus

Medianusparesen sind selten.

Schädigungsmechanismen:
- Herabhängen des pronierten Armes über den Rand des Operationstisches.
- Abstützen des Assistenten in der Ellenbeuge oder am Unterarm.

Nervus ulnaris

Der Nervus ulnaris wird am häufigsten während seines Verlaufs auf der Streckseite des Ellenbogengelenkes, durch Druckeinwirkung von außen, geschädigt. An dieser Stelle wird der oberflächlich gelegene Nerv in dem Sulcus Nervus ulnaris gegen den Knochen gepreßt. Die Kompression kann durch eine schlecht gepolsterte Unterlage oder durch Überhängen des halb supinierten Armes über die Tischkante zustande kommen. Selten wird der Nervus ulnaris distal der Axilla oder am Handgelenk durch zu straffe Fixierung („Fesselungslähmung") lädiert.

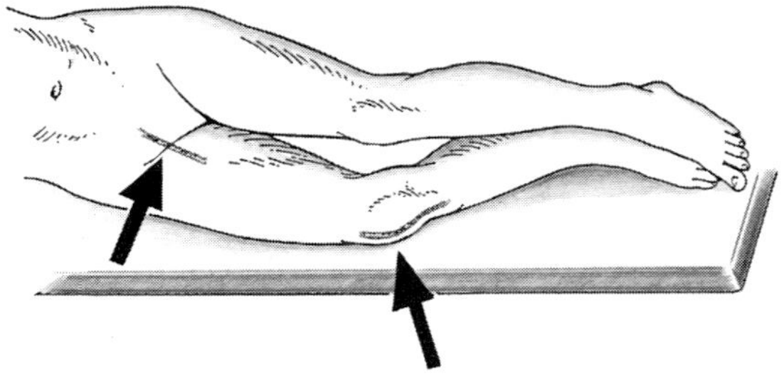

Abb. 5 Kompression des Nervus ischiadicus am Tuber ischiadicum in Rücken- und Halbseitenlage (sowie im Sitzen). Kompression des Nervus peronaeus communis hinter dem Wadenbeinköpfchen in seitlicher und halbseitlicher Position.

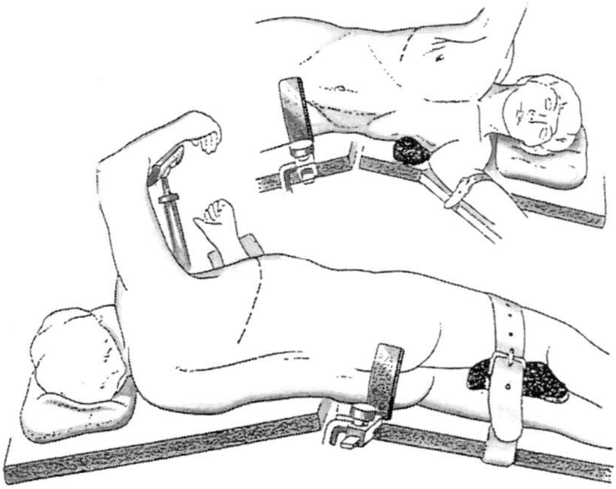

Abb. 6 Ohne ausreichende Unterpolsterung des Thorax in Seitenlage kann der Druck auf die unten liegende Schulter und Axilla zur Kompression des Nervengeflechts mit Armplexuslähmung und Durchblutungsstörungen des Arms führen.

Prognose

In den meisten Fällen tritt innerhalb eines halben Jahres eine völlige oder weitgehende Rückbildung der Lähmungen ein. Eine funktionsbeeinträchtigende Restparese ist bei etwa 20% der Patienten zu erwarten (siehe Abb. 3 und 4).

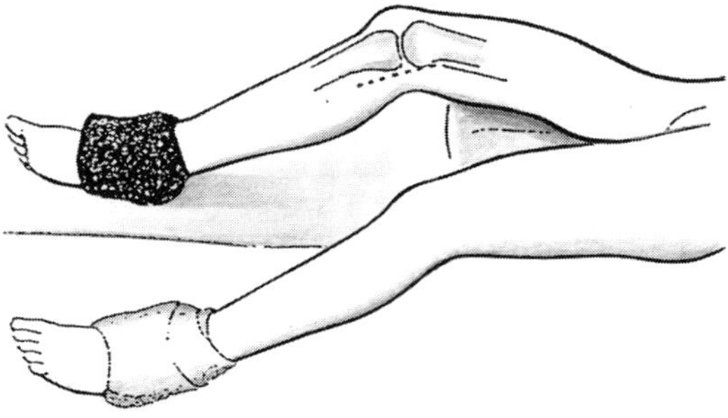

Abb. 7 Lagerung und Schnittführung für den Zugang zur distalen Arteria femoralis beziehungsweise proximalen Arteria poplitea

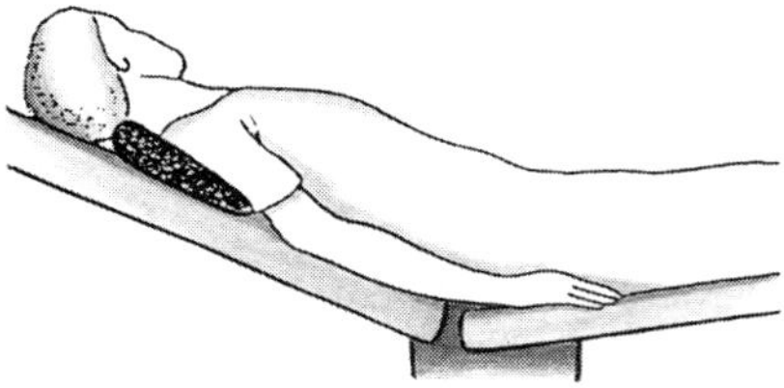

Abb. 8
Lagerung zum Eingriff an der extrakraniellen Arteria carotis

Lagerungsbedingte Nervenläsionen an den unteren Extremitäten

Nervus ischiadicus und Nervi glutaei

Bei schlecht gepolsterter Unterlage kann in Rückenlage und in semilateraler Position eine Druckschädigung des Nervus ischiadicus am Gesäß eintreten, die in enger Nachbarschaft aus dem Becken austretende Nervi glutaei können auch geschädigt werden.

Nervus peronaeus und Nervus tibialis

Druckschäden des Nervus peronaeus communis an der Knieaußenseite berühren auf der exponierten Lage des Nervs hinter dem Fibulaköpfchen. Die Kompression resultiert in Seiten- bzw. Halbseitenlage aus einer unzureichenden Unterpolsterung des Operationstisches, in Rückenlage aus einem fehlerhaften Anbringen von Beinhaltern (siehe Abb. 5 und 6).

Spezielle OP-Lagerungen

„Jede Lagerung soll so erfolgen, daß es nicht zu Nervenlähmungen kommen kann."

Die Lagerung hat außerdem in Hinblick auf Druckschädigungen (Decubitus) und Verbrennungen durch den Einsatz der Hochfrequenzchirurgie (Med GV) zu erfolgen, sowie auf den für den Chirurgen bestmöglichen operativen Zugangsweg (siehe Abb. 7 und 8).

Voraussetzungen

1. Die Patienten werden in einer optimalen physiologischen Position gelagert. Es wird darauf geachtet, daß ein möglichst günstiger Zugang zum Operationsfeld möglich wird.

2. Bei längeren Eingriffen wird der Operationstisch mit einer Wärmematratze versehen, bei älteren oder prädisponierten Patienten mit Anti-Decubitus-Matratzen.

3. Die Lagerung wird im voraus geplant. Die notwendigen Personen zur Hilfestellung stehen termingerecht bereit, die Arbeitsabläufe sind geklärt, die nötigen Hilfsmittel wie Schaumstoffkissen, Tuchrollen, Keile etc. liegen bereit.

4. Jegliches unphysiologisches Bewegen von Kopf und Extremitäten der Patienten wird vermieden.

5. Bei wachen Patienten informiert man sich (laufend) über deren Befinden, weiterhin werden sie über die an ihnen vorzunehmenden Handlungen laufend orientiert und in die Gespräche miteinbezogen.

6. Die Intimsphäre und die Würde des Patienten werden stets gewahrt, indem bei allen Vorkehrungen taktvoll gehandelt wird (Ausziehen des Spitalhemdes, Einlegen von Kathetern etc.). Die Patienten werden nie nackt liegen gelassen.

7. Bei der Lagerung trifft man prophylaktische Maßnahmen, um jegliche Schädigung durch die Lagerung auszuschließen. Dazu gehören u.a.:

- Anziehen von Kompressionsstrümpfen.
- Vermeiden von Druckstellen durch adäquate Verwendung von Polstermaterial und Schützen von exponierten Körperstellen.
- Vermeiden von Verletzungen und Verbrennungen durch fachkorrektes Anbringen der Negativplatte.
- Vermeiden von Erkältungen durch ausreichendes Zudecken mit warmen Tüchern.
- Vermeiden von postoperativen Infektionen durch:

  Bedecken der Haare,
  Kontrolle von Haut auf Sauberkeit, Intaktheit, Allgergien, Entzündungen,
  korrekte Durchführung der OP-Feldrasur,
  korrekte Durchführung der Hautdesinfektion.

Komplikationen nach gefäß-chirurgischen Eingriffen

A. Nowicki

„The surgeon who never gets a complication is one who is not operating.“ *(Cooley* und *Wukasch* 1980)

Abgesehen von Zwischenfällen und Störungen, wie sie bei jedem anderen operativen Eingriff vorkommen können (z.B. akutes Herzversagen, Atemstillstand u.a.), sind rekonstruktive Eingriffe am Arteriensystem durch einige typische (Früh- und Spät-) Komplikationen belastet. Diese sind dadurch gekennzeichnet, daß sie sich einmal bevorzugt im Bereich der rekonstruktierten Gefäßbahn abspielen, also lokalen Charakter besitzen, und zum zweiten meist ausgesprochen dramatisch verlaufen. Grundsätzlich gilt: Rekonstruktionen unter Benutzung von Gefäßtransplantaten sind zwei- bis dreimal häufiger also solche ohne Gefäßersatz. Das Risiko der Transplantatrekonstruktion nimmt entsprechend der biologischen Wertigkeit des Ersatzmaterials ab. Zweit- und Mehrfacheingriffe stellen in der rekonstruktiven Gefäßchirurgie typische Vorkommnisse dar. Mit wachsender Erfahrung des Operateurs nimmt ihre Häufigkeit ab. Die Qualität der Erstoperation ist entscheidend.

Zu typischen Komplikationen gehören:

- Blutung 0,5 bis 2,7%
- Verlegung der arteriellen Strombahn 5,0 bis 30%
- Wundinfektion 0,5 bis 2,0%
- Anastomosen-Aneurysma 1,7 bis 4,0%
- Kunststoffspezifische Komplikationen

Blutungen

Eingriffe am Gefäßsystem sind zwei- bis dreimal häufiger durch intra- bzw. postoperative Blutungen belastet als andere chirurgische Eingriffe. Lokale Blutungsursachen (technische Fehler, Wundinfektion) stellen das Hauptkontingent (75%); bei 25% ist eine Gerinnungsstörung für die Nachblutung verantwortlich. Bei Verlegung der arteriellen Strombahn spricht man über Sofortverschluß (erster bis dritter Tag), Frühverschluß (bis Ende des ersten postoperativen Jahres) sowie Spätverschluß (ab dem zweiten postoperativen Jahr). Der Sofortverschluß ist fast immer auf eine fehlerhafte Operationstechnik oder falsche Indikationsstellung zurückzuführen. Die breite Anwendung intraoperativer Kontrollverfahren zur Überprüfung der Gefäßbahnrekonstruktion (Gefäßendoskopie, intraoperative Arteriographie u.a.) gewährleisten ebenso wie die wachsende persönliche Erfahrung des Operateurs eine drastische Reduktion der Häufigkeit von Sofortverschlüssen.

Lokale Blutungsursachen

Blutungen aus Stichkanälen der Gefäßnaht sind meist nicht schwerwiegend und stehen im Laufe von fünf bis zehn Minuten unter Kompression häufig von selbst. Voreilige Zusatznähte verschlimmern oft die Blutung. Der wichtigste Behandlungsgrundsatz heißt hier: Abwarten! Eventuell Fibrinkleber.

Blutung aus der Nahtlinie beweist, falls sie innerhalb von fünf bis zehn Minuten nicht spontan zum Stehen kommt, eine mechanisch insuffiziente Gefäßnaht. Diese ist so gut wie immer operationstechnisch bedingt und muß dementsprechend auch chirurgisch behoben werden (zusätzliche Einzelknopfnähte).

Als Ursachen der Blutung aus der Gefäßprothese kommen in Frage: Materialfehler, ungenügende Vorgerinnung (Preclotting) oder Gerinnungsstörungen. Für die Abdichtung hochporöser (gestrickter) Gefäßprothesen bedarf es einer exakten Vorgerinnung. Ein Ausbleiben der Prothesenabdichtung ist ein extrem seltenes Vorkommnis, dem entweder ein Materialfehler oder eine Störung im Blutgerinnungssystem zugrunde liegt (Cave: Heparinüberdosierung). Die zunehmende Verwendung von primär dichten Gefäßprothesen (be-

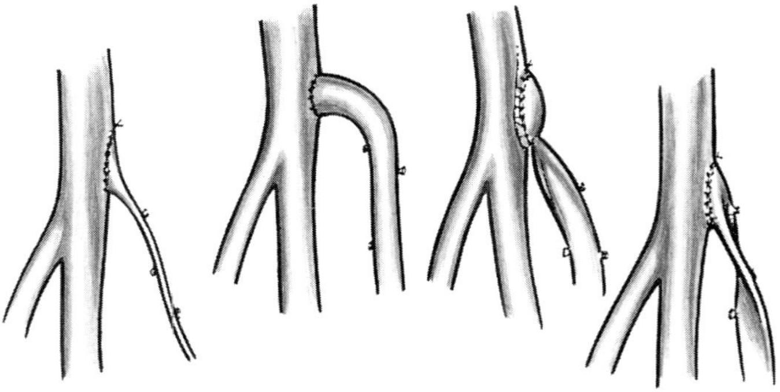

Abb. 1 Verschlußursachen eines Bypass; aus: *Breitner,* Chirurgische Operationslehre Band XIII: Gefäßchirurgie, Urban & Schwarzenberg, München 1996, S. 229, Abb. 17–29.

schichtetes Dacron oder expanded PTFE) läßt derartige Probleme heute kaum mehr aufkommen.

Blutungen durch Begleitverletzungen könnten entstehen durch versehentliche und häufig nicht sofort erkannte:

- Verletzungen benachbarter Venen oder abgehender kleiner Arterienäste
- Verletzungen der Vena cava inferior bei Eingriffen an der Aorta abdominalis
- Verletzungen der Interkostalarterien und der Vena brachio-cephalica bei Operationen an der thorakalen Aorta und ihren supraaortischen Ästen
- Läsion der Beckenvenen beim Bifurkationsbypass
- Perforationen der Gefäßaußenschicht bei der Thrombendarteriektomie oder PTA
- Abriß kleiner Seitenäste bei Freilegung der Arterie
- Verletzungen benachbarter Organe, z.B. Milz bei der Eventration des Dünndarms oder bei Rechtsrotation der linksseitigen Oberbauchorgane für die extraperitoneale Freilegung der suprarenalen Aorta.

Allgemeine Blutungsursachen

Bei Blutungsursachen, die nicht durch technische Fehler erklärbar sind, muß eine generalisierte Hämostasestörung in Betracht gezogen werden. Präoperativ nicht erkannte Hämostasestörungen können sich klinisch latent verhalten. Erst die intraoperative Belastung der Blutstillungsvorgänge demaskiert die Erkrankung. Intra- und postoperative Hämostasestörungen manifestieren sich klinisch vorwiegend als Prothesenblutung oder anhaltende Stichkanalblutung. In schweren Fällen kann es zu generalisierter hämorrhagischer Diathese (DIG) mit Lungen-, Nasen-, Zahnfleisch- und Magen-Darm-Blutungen kommen. Hinweise auf eine DIG können sich aus einer Ausscheidungsinsuffizienz der Niere, Perfusionsstörung der Lunge oder aus der Entwicklung eines therapierestistenten Schockzustandes ergeben.

Diagnostik

Jeder Gefäßplastik hat eine Überprüfung des Hämostasesystems voranzugehen. Hierzu gehören neben der exakten Erhebung der Vorgeschichte unter Einschluß der Medikamentenanamnese folgende Laboruntersuchungen: Thrombozytenzahl, Quickwert, PTT, TZ. In Zweifelsfällen sind die Bestimmung der Blutungszeit, eventuell zusätzliche Thrombozytenfunktionstests und quantitative Einzelfaktorenbestimmungen erforderlich. Ein Sofortverschluß liegt definitionsgemäß dann vor, wenn der Verschluß intra- oder postoperativ innerhalb der ersten 24 Stunden eintritt. Ursachen sind meist Fehler in der Operationstechnik oder Indikationsstellung. Als technische Fehler des Sofortverschlusses kommen drei Möglichkeiten in Betracht.

- Thrombosierung bzw. Embolisierung der peripheren Strombahn während der Operation
- Herstellen eines peripheren Strombahnhindernisses infolge Dissektion der Intima oder Ablösung eines Plaques
- Einengung der Zu- oder Abstrombahn

Häufige Ursachen sind (siehe Abb. 1):

- abgeknickte oder torquierte Gefäßtransplantate
- Stenosen der Transplantatanschlußstellen

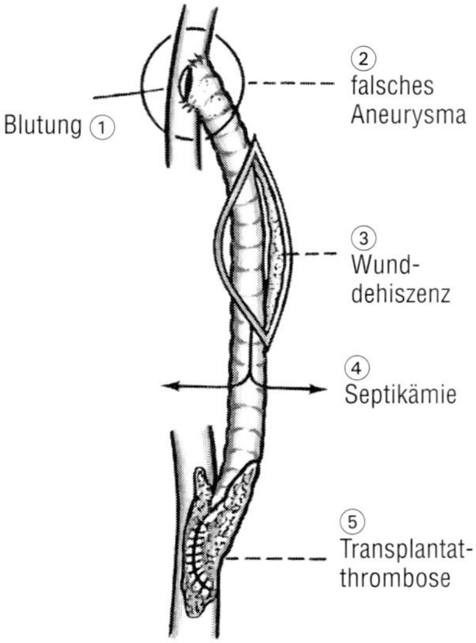

Abb. 2
Wundinfektion; aus: *Vollmar,* op. cit., S. 413, Abb. 17.13

- nahtbedingte Lumeneinengungen
- Dissektion des Intimastumpfes bzw. zurückgelassene Intimalefzen nach Thrombendarteriektomie
- übersehene Gefäßstenosen proximal oder distal des rekonstruierten Gefäßabschnittes

Jede intra- oder postoperative Störung der Kreislaufhomöostase stellt ein disponierendes Moment für ein solches Ereignis dar.

Fehlerquellen der Indikationsstellung können sein:

- inadäquate Ausflußstrombahn
- inadäquater Zufluß
- Herstellung eines Umgehungskreislaufes bei inadäquatem Druckgefälle

In all diesen Fällen resultiert eine mehr oder weniger hochgradige Durchflußstörung mit konsekutiver Stagnationsthrombose. In seltenen Fällen kann eine allgemeine Hypozirkulation, z.B. bei intra- oder postoperativem Schock, über eine Hyperkoagulabilität des Blutes zum Sofortverschluß führen, ohne daß ein mechanisches Strombahnhindernis nachweisbar wäre.

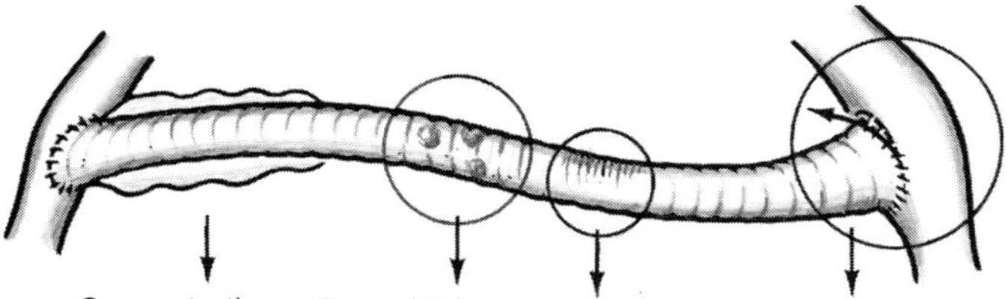

Abb. 3 Aseptische Perigraftreaktion; aus: *Vollmar*, op. cit., S. 426, Abb. 17.34

Operationstaktische Regeln bei Rezidivverschlüssen

Nur ausnahmsweise gelingt es, einen Rezidivverschluß nach halbgeschlossener TEA durch eine nochmalige Ringdesobliteration zu korrigieren. Bestand der Ersteingriff in einem Bypass, so kommt für die zweite Operation in der Regel nur ein neues längeres Umgehungstransplanat in Frage. Eine primäre Katheterlyse thrombosierter Venentransplantate ermöglicht dem Chirurgen, eine instrumentelle Desobliteration dieser vulnerablen Gefäßtransplantate zu vermeiden und sich gezielt der Resektion des demaskierten organischen Hindernisses zuzuwenden. Eine Rückoperation Bypass – halbgeschlossene TEA ist zeitaufwendiger und weitgehend verlassen.

Wundinfektionen stellen die gefährlichste Komplikation jeder Gefäßplastik dar. Sie werden als der „Alptraum des Gefäßchirurgen“ bezeichnet. Zu unterscheiden sind oberflächliche und tiefe Wundinfektionen (siehe Abb. 2). Letztere beziehen die Arterie bzw. das eingesetzte Transplantat mit ein. Erreicht die Infektion eine Gefäßanastomose bzw. eine Nahtlinie, so kann es zur:

- Nahtdehiszenz (Blutung)
- Entwicklung eines falschen Aneurysmas
- Septischen Thrombose eventuell mit septischer Allgemeininfektion (Endocarditis, Pyämie mit Absiedlung in Lunge, Niere, Gehirn u.a.) kommen.

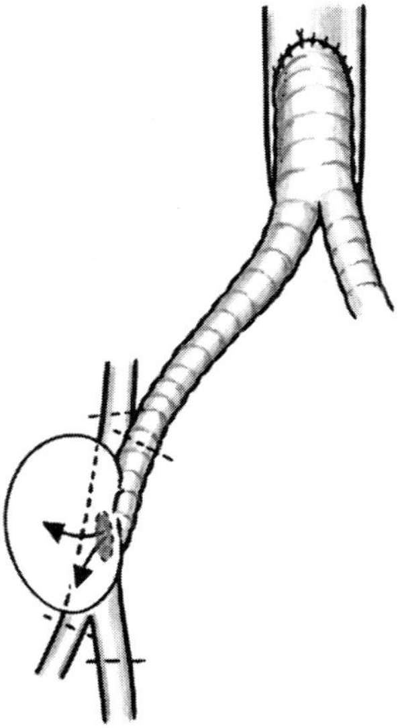

Abb. 4
Anastomosenaneurysma nach aorto-femoralem Bifurkationsbypass ; aus: ***Vollmar,*** **op. cit., S. 421, Abb. 17.26**

Aseptische Perigraftreaktion ist durch eine paraprothetische sterile Flüssigkeitsansammlung im Verlauf einer implantierten Gefäßprothese meist in Form einzelner oder mehrfacher fluktuierender Zysten mit plasmaähnlichem Inhalt gekennzeichnet (siehe Abb. 3). Als Therapie der Wahl ist der teilweise oder vollständige Austausch der betroffenen Kunststoffprothese und Ersatz durch eine chemisch und physikalisch anders strukturierte Prothese anzusehen. Bei schlauchförmig langstreckiger Ausdehnung der Perigraftreaktion sprechen wir vom Phänomen der „schwimmenden Prothese". Diese äußerst seltene Komplikation ist durch eine unvollständige bzw. ausgebliebende bindegewebige Inkorporation des künstlichen Blutleiters bedingt.

Eingriffe an der Arteria carotis

Eingriffe an der Arteria carotis weisen eine höhere Nachblutungsgefahr als z.B. Operationen an den Becken-/Beinarterien auf. Entwickelt sich ein komprimierendes Hämatom, so besteht die Gefahr der Trachealverdrängung mit Erstickungsgefahr einerseits sowie der arteriellen Thrombose andererseits. Die erste Maßnahme ist die sofortige Eröffnung der Wundnaht und die Entlastung des Hämatoms. Hemisphärische Komplikationen können sowohl durch Thromboembolie als auch durch Blutung in einem zentralen Erweichungsherd entstehen. Erfolgt der Korrektureingriff innerhalb der ersten zwei bis vier Stunden nach Eintritt des neurologischen Defizits, so besitzen die Patienten eine Chance von über 90%, ihre neurologischen Symptome wieder vollständig zu verlieren.

Operationen im aorto-iliakalen Bereich

Zur lokalen postoperativen Komplikationen nach Operationen im aorto-iliakalen Bereich gehören:

- Blutung 1 bis 2%
- Sofort- bzw. Frühverschluß 0,6 bis 3,3%
- Mikroembolien
- Infektionen
- Lymphfistel bzw. -zyste
- Platzbauch 0,3%
- Nahtaneurysma
- Ureterkompression 2 bis 14%
- Erektile Dysfunktion 20 bis 46%

Retroperitoneale Hämatome geben sich im postoperativen Verlauf gelegentlich durch Rückenschmerzen und subfebrile Temperaturen zu erkennen. Wundheilungsstörungen und oberflächliche Wundinfektionen betreffen bevorzugt die Leistenwunden. Die schwerwiegendste Komplikation stellt die Infektion der eingesetzten Gefäßprothese dar. Ausgangspunkt ist meistens die Leistenwunde. Als Ursachen der Ureterkompression kommen in Betracht:

- Fibrosereaktion in der Umgebung der Kunststoffarterie
- Ureterwandverletzung beim Prothesendurchzug
- Kompression durch Hämatome und Anastomosenaneurysma (siehe Abb. 4)
- falsche Position der Gefäßprothese (ventral statt dorsal des Harnleiters)

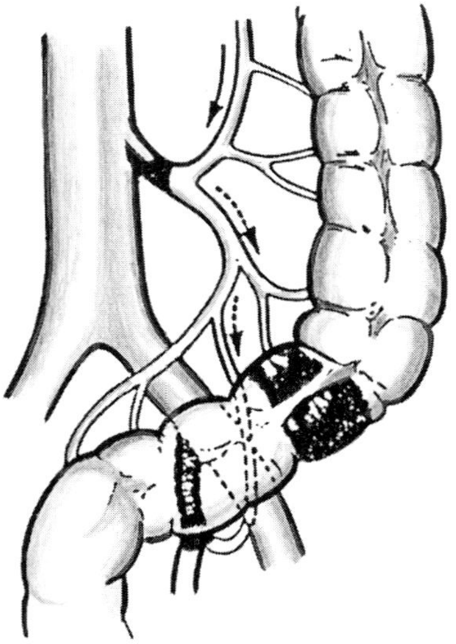

Abb. 5
Akuter Verschluß der Arteria mesenterica inferior; aus: *Vollmar,* op. cit., S. 368, Abb. 14, 4a

Intraoperative Mikroembolien beruhen meist auf operationstaktischen Fehlern (insuffiziente Flush-Technik der rekonstruierten Gefäßstrecken) oder eine ungenügende intraoperative Gerinnungskontrolle. Derartige Komplikationen unter dem klinischen Bild des „trash-foot“ bzw. „Blue-toe-Syndroms“ bilden sich unter konservativen therapeutischen Maßnahmen meistens zurück, z.B. Prostaglandin-Infusion i.v. oder besser i.a.

Als allgemeine postoperative Komplikationen nach Operationen im aorto-iliakalen Abschnitt kommen in Frage:

- Komplikation des Grundleidens (Myokardinfarkt, apoplektischer Insult u.a.)
- Störungen des Magen-Karm-Kanals (Magen-Darm-Paralyse, ischämische Colitis, Streßulcus)
- respiratorische Insuffizienz (Bronchopneumonie, ARDS-Syndrom, Lungenembolie u.a.).

In der Häufigkeit an erster Stelle steht der intra- bzw. postoperative Myokardinfarkt. Rund die Hälfte der postoperativen Todesfälle geht auf das Konto dieser Komplikation. Am häufigsten stellt sich der Infarkt innerhalb der ersten drei postoperativen Tage ein. Differentialdiagnostisch ist eine retroperitoneale Blutung auszuschließen. Die Lungenembolie ist nach arteriellen Wiederherstellungsoperationen auffallend selten. Postoperative Beinvenenthrombosen nach rekonstruktiven Eingriffen am Arteriensystem zählen zu den Seltenheiten. Ischämische Colitis stellt eine lebensbedrohliche Frühkomplikation nach aorto-iliakalen Wiederherstellungsoperationen dar (Inzidenz 0,5 bis 6%). Sie beruht auf einer insuffizienten Perfusion vorwiegend im Versorgungsgebiet der Arteria mesenterica inferior, meistens infolge einer Ligatur dieser Arterie ohne zuverlässige Überprüfung des kollateralen Strömungsausgleichs aus der Arteria mesenterica superior bzw. dem Arteria-iliaca-interna-System (siehe Abb. 5). Die hohe Operationsletalität von 50 bis 90% konnte durch Einsatz der Koloskopie sowie durch Bestimmung der Serum-Laktat-Werte auf 13,6% durch Frühoperation innerhalb der ersten 24 bis 48 Stunden gesenkt werden.

Komplikationen nach Nierenarterienrekonstruktionen

An lokalen Komplikationen sind in erster Linie Sofort- bzw. Frühverschlüsse des rekonstruierten Gefäßabschnittes, weitaus seltener Nachblutungen zu nennen. Rethrombosen ereignen sich meist in den ersten Tagen bis Wochen nach der Operation. Ihre Erkennung erfolgt häufig zu spät, um noch eine erfolgreiche Zweitrekonstruktion vornehmen zu können. Ein postoperatives Nierenversagen nach einer Nierenarterienrekonstruktion ist außerordentlich selten und meist auf operationstaktische Fehler zurückzuführen (überlange Abklemmzeiten, länger andauernder intraoperativer Blutdruckabfall, aber auch übersehene Reststenosen). Wegen der Gefahr einer aneurysmatischen Dilatation aorto-renaler Venentransplantate empfiehlt sich eine arteriographische Nachkontrolle in regelmäßigen Zeitintervallen (auch zur Aufdeckung anderweitiger pathologischer Gefäßbefunde: Transplantatstenosen bzw. -verschlüsse). Reststenosen sind besonders bei Verwendung von Venentransplantaten mit distaler End-zu-Seit-Anasthomose zu beobachten; Hauptursache: reaktive Intimahyperplasie.

Arterio-venöser Shunt zur Hämodialyse

Jede für die chronische Hämodialyse hergestellte Fistel hat nur eine beschränkte Funktionsdauer. Ist diese kurz, sprechen wir von Komplikation, ist sie lang, von Erfolg. Der thrombotische Verschluß ist trotz der erhöhten Strömungsgeschwindigkeit im Shunt-Gebiet die wichtigste Komplikation. Ursache sind oft technische Fehler (Knikkung, Einschnürung durch Subkutannaht, rechtwinkeliger Abgang usw.). Aneurysma: insbesondere die Fistelvenen, dann aber auch biologische Gefäßtransplantate (menschliche Umbilikalvene / Dardik / bovine Carotistransplantate/Omniflow). Infektionen mit einer Vereiterung sieht man am häufigsten bei perikutanen externen Scribner-Shunts. An dem abhängigen Gliedmaßenabschnitt können venöse Stauungsödeme auftreten, insbesondere bei den nicht zu empfehlenden arterio-venösen Seit-zu-Seit-Anastomosen. Durch eine arterio-venöse Fistel könnte die Durchblutung des abhängigen Gewebes durch ein „Steal-Syndrom" gefährdet werden und zu einer arteriellen Durchblutungsstörung führen. Insbesondere bei Verschluß einer der Handarterien und bei einer Fistelanlage an der anderen Handarterie kommen derartige Störungen vor. Auch periphere Angiopathien (Diabetiker) können auf diese Weise symptomatisch werden.

Peri- und postoperative Komplikationen bei Varizenoperationen

- großvaskuläre Zwischenfälle
- lokale Hämatome
- Kanalhämatome
- flächenhafte Hämatome
- thrombosierte Seitenzweige
- perfundierte Restvarizien
- verzögerte Wundheilung
- Allergien auf Desinfektionsmittel und Heftpflaster
- Narbenprobleme (Dyschromie, Hypertrophie)
- neurologische Probleme (siehe Abb. 6)

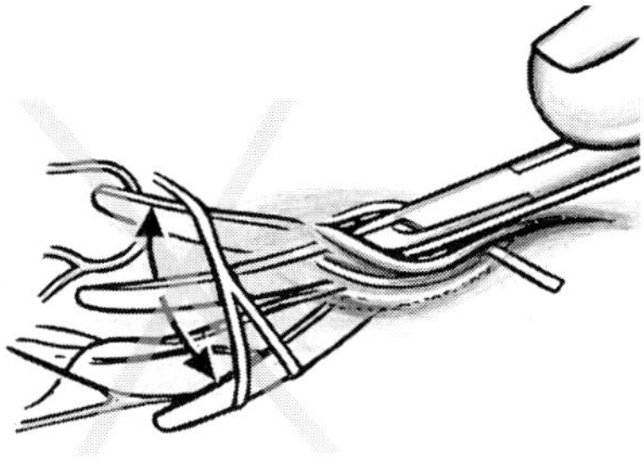

Abb. 6
Bei blinder Exhärese mit Klemmen werden sensible Nerven leicht verletzt; aus: *Breitner,* op. cit., S. 285, Abb. 21–26

Dysästhesie/Anästhesie (Nervus saphenus, Nervus suralis)
Paresen (Nervus fibularis, Nervus tibialis)
- sekundäre „Besenreiser“
- Lymphödeme

Kleinere Verletzungen sollten von jedem Chirurgen beherrscht werden. Jedoch wird immer wieder von Verletzungen der Arterien größeren Ausmaßes, ja sogar von Stripping der Arterie von der Leiste bis unter das Knie berichtet. Bei kleineren Defekten sind Veneninterponate angezeigt; größere Defekte erfordern entsprechende größere Überbrückungsoperationen: Klagt ein Patient nach der Operation über stärkere Schmerzen, so ist sofort der Kompressionsverband vorübergehend zu entfernen und die Intaktheit der arteriellen Durchblutung zu überprüfen. Hämatome sollten immer so rasch wie möglich durch Öffnung einer Hautnaht entleert werden. Besonders wichtig ist die Entleerung der Hämatome in der Leiste; hier gefährden sie die Wundheilung besonders. Es empfiehlt sich nach dem Stripping zehn Minuten mit beiden Armen die Strippingloge zu komprimieren sowie gezielt größere Seitenäste zu unterbinden.

Beim Strippen von proximal nach distal entstehen gelegentlich Nervenschädigungen. Wesentlich ist: Je größer die subkutante Fettschicht, um so geringer ist das Risiko, sensible Nerven mitzuverletzen. Beim Strippen der Vena saphena parva ist der Nervus suralis hauptsächlich im distalen Anteil gefährdet. Beim Stripping der Vena saphena parva extrahieren wir deshalb auf keinen Fall von distal nach proximal!

Dauerschwellungen nach Varizenoperationen haben fast immer eine lymphatische Genese. Bestehen postoperative Schwellungen, so ist der Kompressionsverband so lange sorgfältig anzulegen, bis die Schwellung völlig verschwunden ist – auch wenn dies Monate dauert. Lymphzysten in der Leiste werden gelegentlich bei Rezidivoperationen beobachtet; nach einmaliger Entleerung verschwinden sie in der Regel innerhalb von Wochen.

Komplikationen nach Embolektomie

Bei sachgemäßer und schonender Durchführung der Embolektomie sowie Ballon- oder Ringdesobliteration sind iatrogene Wandläsionen äußerst seltene Vorkommnisse (Inzidenz 0,5 bis 4%). Lokale Rezidivverschlüsse stellen sich meist innerhalb der ersten 24 bis 48 Stunden nach Embolektomie ein. Sie beruhen teils auf einer meist iatrogenen Intimaschädigung, teils auf einer hämodynamischen Durchflußstörung (inkomplette Desobliteration, distale Ausflußblockade; Häufigkeit 5 bis 12%). Eine sofortige Nachoperation ist im allgemeinen angezeigt. Mit einem ischämischen Reperfusionssyndrom ist insbesondere bei Vorliegen eines kompletten Ischämiesyndroms und nach Spätrevaskularisation zu rechnen. Die unteren Extremitäten sind infolge ihrer größeren Muskelmasse wesentlich häufiger betroffen als die Arme. Charakteristisches Frühzeichen ist neben bereits bestehenden ischämischen Ausfallserscheinungen (Ausfall der Sensibilität und der Motorik) ein sich rasch entwickelndes Kompartmentsyndrom besonders im Bereich der Streckergruppe der Unterschenkel.

Allgemeine gefäßchirurgische Regeln zur Vermeidung von Komplikationen

Die oberste Grundregel in der Gefäßchirurgie ist atraumatisches Operieren. Dies bedeutet, daß die Gefäße, wenn irgend möglich, nicht mit Instrumenten in ihrer Zirkumferenz oder Wandstärke angefaßt werden, um Verletzungen der Gefäßwandschichten zu vermeiden (siehe Abb. 7). Inadäquater Instrumentendruck verletzt alle Wandschichten.

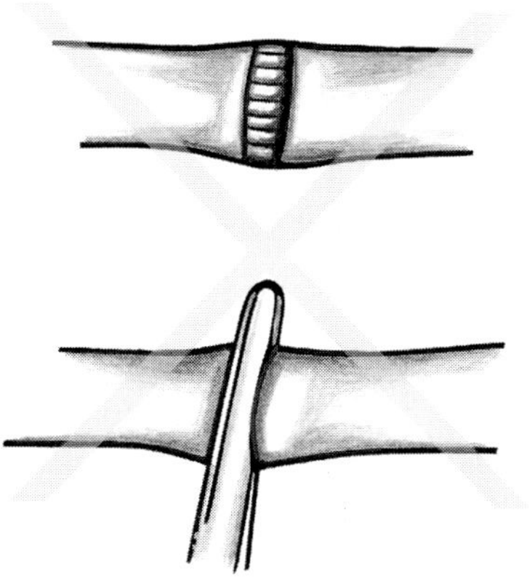

Abb. 7
Inadäquater Instrumentendruck auf ein Gefäß; aus: *Breitner,* op. cit., S. 43, Abb. 6–1

Richtig: atraumatischer aber fester Griff an der Instrumentenspitze.

Falsch: sogenannte Darmpinzetten oder chirurgische Pinzetten (siehe Abb. 8).

Gefäßanschlingung (siehe Abb. 9): prinzipiell Silikon- oder Latexbändchen, die beim Durchziehen unter dem Gefäß durchgleiten und nicht durch Wandreibung das Gefäß torquieren können. Mitfassen von periadventitiellem Gewebe unbedingt vermeiden, da dies zum unvermeidlichen Gefäßtrauma führt.

Hämostase mit Gefäßklemmen: an sklerotischen Arterien sollen Gefäßklemmen möglichst so angelegt werden, daß die Vorderwand an die Hinterwand gedrückt wird (siehe Abb. 10). Die Klemmen werden also „seitlich" angelegt. Grund: Die arteriosklerotische Plaque ist an der Hinterseite des Arterienlumens meist deutlicher ausgeprägt und bricht dadurch weniger leicht.

Verschluß der Längsvaskulotomie (siehe Abb. 11): Die Zugrichtung des Fadens durch die Assistenz muß in Richtung Operateurseite erfolgen. Beim Fadenzug quer über die Vaskulotomie, in die Richtung der gegenüberstehenden Assistenz, besteht die Gefahr des Einschneidens des Stichkanals.

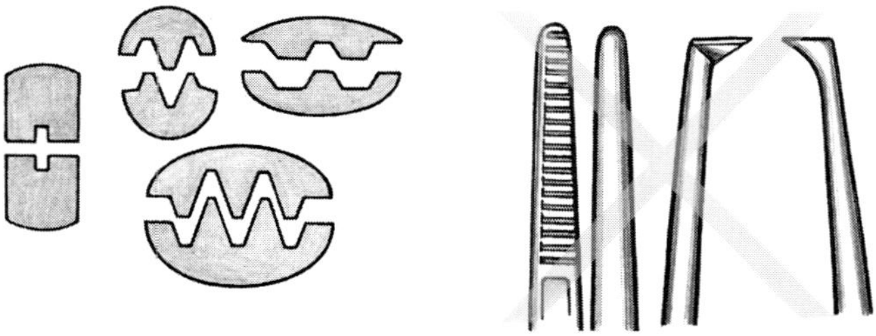

Abb. 8 Gefäßpinzetten; aus: *Breitner,* op. cit., S. 43, Abb. 6–2a und b

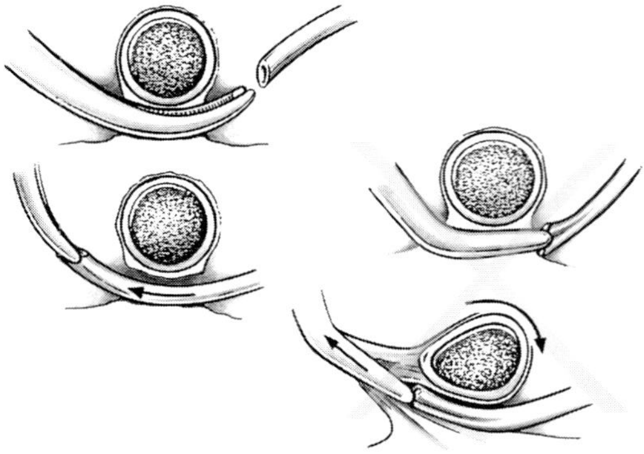

Abb. 9 Gefäßschlingung; aus: *Breitner,* op. cit., S. 45, Abb. 6–6a und b

Die Stichrichtung ist immer zuerst am Patch von außen nach innen, dann an der Arterie von innen nach außen (siehe Abb. 12). Grund: Gefahr des Ablösens einer artheriosklerotischen Innenschicht in der Arterie durch die Nadelspitze bei Stichrichtung von außen nach innen.

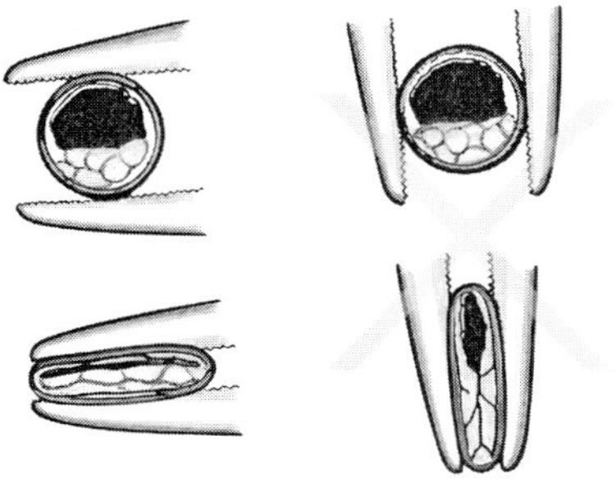

Abb. 10
Anlegen von Gefäßklemmen; aus: *Breitner,* op. cit., S. 48, Abb. 6–10a und b

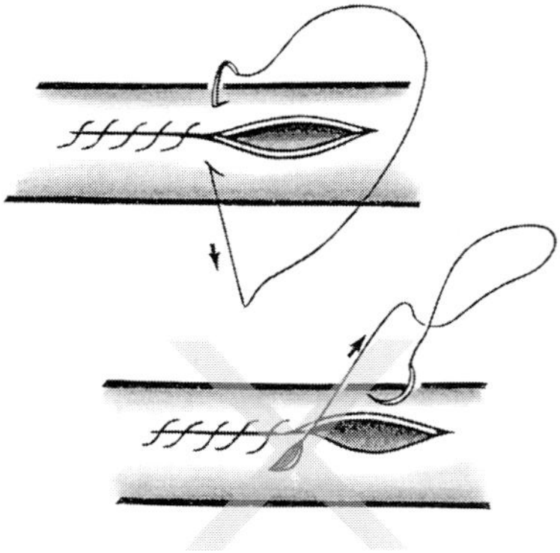

Abb. 11
Verschluß der Längsvaskulotomie; aus: *Breitner,* op. cit., S. 51, Abb. 6–14a und b

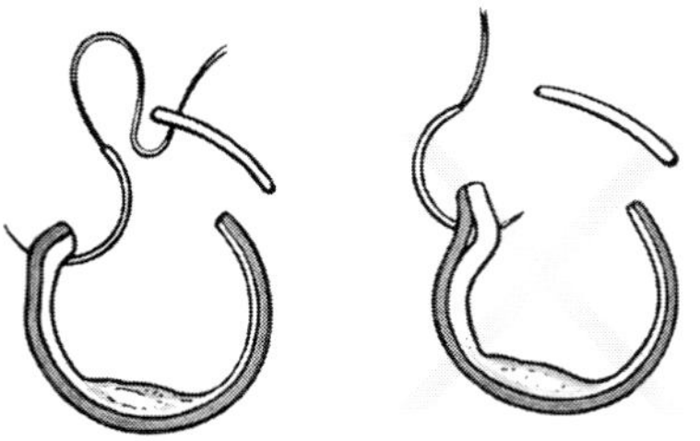

Abb. 12
Patchplastik an der Arterie; aus: *Breitner,* op. cit., S. 52, Abb. 6–16a und b

Autoren

Prof. Dr. med. G. Frank
Klinik für Herz-, Thorax- und Gefäßchirurgie
Städtisches Klinikum Braunschweig
Salzdahlumer Straße 90
38126 Braunschweig

Dr. med. K. Felten
Klinik für Herz-, Thorax- und Gefäßchirurgie
Städtisches Klinikum Braunschweig
Salzdahlumer Straße 90
38126 Braunschweig

Dr. med. B. Hofman
Klinik für Herz-, Thorax- und Gefäßchirurgie
Städtisches Klinikum Braunschweig
Salzdahlumer Straße 90
38126 Braunschweig

Dr. med. A. Nowicki
Klinik für Herz-, Thorax- und Gefäßchirurgie
Städtisches Klinikum Braunschweig
Salzdahlumer Straße 90
38126 Braunschweig

Dr. med. M. Richter
Klinik für Herz-, Thorax- und Gefäßchirurgie
Städtisches Klinikum Braunschweig
Salzdahlumer Straße 90
38126 Braunschweig

Dr. med. K. Sauermann
Klinik für Herz-, Thorax- und Gefäßchirurgie
Städtisches Klinikum Braunschweig
Salzdahlumer Straße 90
38126 Braunschweig

Dr. med. P. Werning
Institut für Anästhesie
Städtisches Klinikum Braunschweig
Salzdahlumer Straße 90
38126 Braunschweig

Dr. med. K. Wiegand
Klinik für Herz-, Thorax- und Gefäßchirurgie
Städtisches Klinikum Braunschweig
Salzdahlumer Straße 90
38126 Braunschweig

Sachregister

Z